Mosaik
bei GOLDMANN

Buch

Die Autorin ermöglicht der Leserin einen interessanten Einblick in die Schönheitsgeheimnisse der Kaiserin Sisi. So beschreibt sie etwa einen typischen Tag im Leben der sagenumwobenen Kaiserin, der von Massagen, Frisiersitzungen, Reitstunden und kargen, aber sehr gesunden Mahlzeiten geprägt war. Außerdem verrät sie Sisis Schönheits- und Gesundheitsrezepte, die leicht nachzumachen und nach den neuesten naturheilkundlichen und sportmedizinischen Erkenntnissen überarbeitet worden sind.

Autorin

Jutta Wellmann war nach dem Studium der Kommunikationswissenschaften zehn Jahre lang als Redakteurin für Medizin und Gesundheit tätig. Seit 1990 arbeitet sie als freie Autorin erfolgreich mit den Themenschwerpunkten Selbstmedikation und Gesundheitsvorsorge.

Von Jutta Wellmann ist bei Mosaik bei Goldmann außerdem erschienen:

Grüner Tee (16179)

JUTTA WELLMANN

Sisis kaiserliches Schönheits- und Gesundheitsbuch

Mosaik
bei GOLDMANN

Umwelthinweis:
Alle bedruckten Materialien dieses Taschenbuches
sind chlorfrei und umweltschonend.

Taschenbuchausgabe Mai 1999
Wilhelm Goldmann Verlag, München
in der Verlagsgruppe Bertelsmann GmbH

Umschlaggestaltung: Design Team München
unter Verwendung folgender Fotos:
Umschlag: AKGphoto, Erich Lessing
Umschlaginnenseiten: AKGphoto, Erich Lessing (vorne)
und ein Gemälde nach Andrea Mantegna (hinten)
Druck: Presse-Druck Augsburg
Verlagsnummer: 16202
Kö · Herstellung/DTP: Martin Strohkendl
Made in Germany
ISBN 3-442-16202-5

1 3 5 7 9 10 8 6 4 2

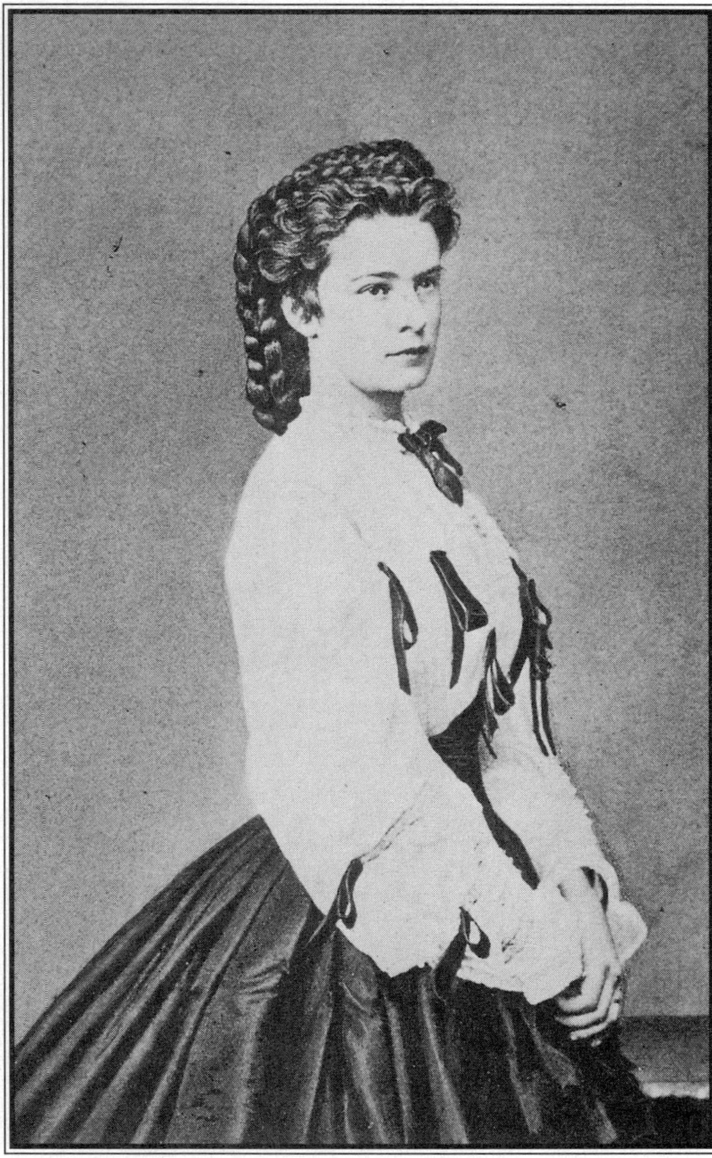

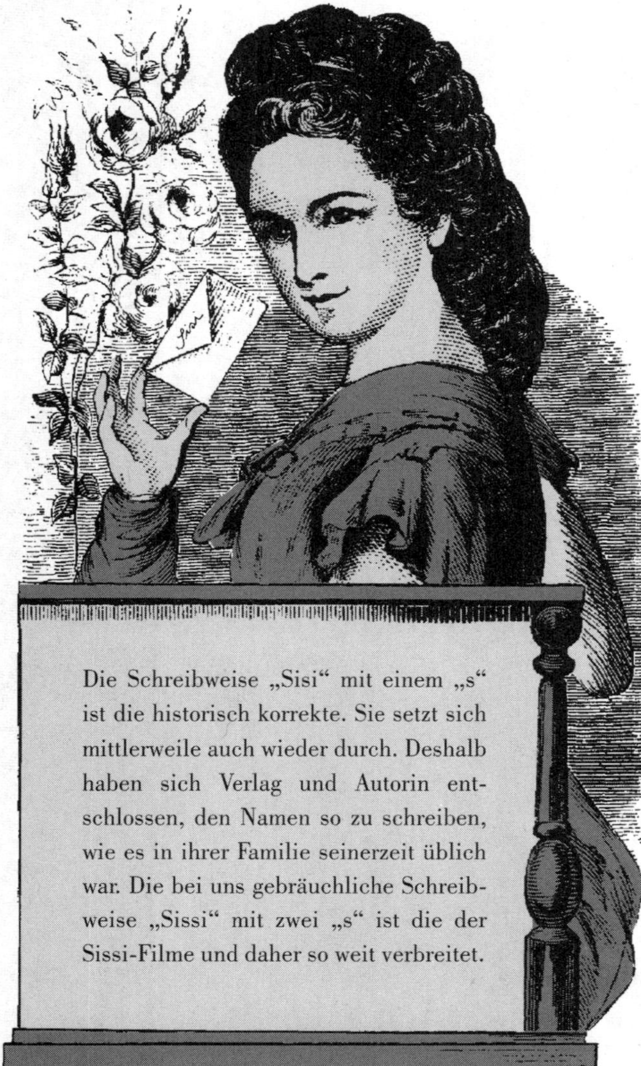

Die Schreibweise „Sisi" mit einem „s" ist die historisch korrekte. Sie setzt sich mittlerweile auch wieder durch. Deshalb haben sich Verlag und Autorin entschlossen, den Namen so zu schreiben, wie es in ihrer Familie seinerzeit üblich war. Die bei uns gebräuchliche Schreibweise „Sissi" mit zwei „s" ist die der Sissi-Filme und daher so weit verbreitet.

INHALT

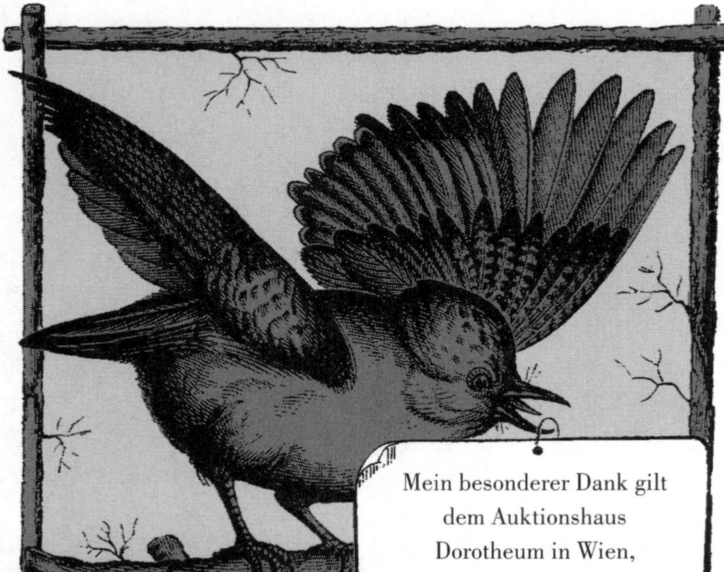

Mein besonderer Dank gilt
dem Auktionshaus
Dorotheum in Wien,
das mir geholfen hat,
die Originalrezepturen der
Kaiserin aufzuspüren,
und Herrn Dr. Herbert
Sapinsky, Innsbruck, der
mir freundlicherweise Einsicht in diese gewährt und
verschiedene Exponate
seiner Sisi-Sammlung
für Abbildungen
zur Verfügung gestellt hat.

Vorwort

Daß eine Autorin, von Beruf Medizinjournalistin, die normalerweise Sachbücher über Gesundheits- und Schönheitsfragen schreibt, plötzlich ihre Leidenschaft für eine längst verstorbene, wenngleich durchaus geheimnisumwitterte Kaiserin entdeckt, ist nur auf den ersten Blick verwunderlich. Denn eigentlich gibt es dafür mehrere zwingende Gründe:

Sisi war die schönste Frau ihrer Zeit und schon zu Lebzeiten eine Legende. Von weither reisten die Menschen nach Wien, in der Hoffnung, wenigstens einen Blick auf die Bilderbuch-Kaiserin werfen zu dürfen (was in den meisten Fällen nicht klappte, da die dermaßen Verehrte höchst selten in Wien weilte). Da liegt es nahe, sich einmal zu fragen, was eine Frau vor über 100 Jahren getan hat, um ein Leben lang schön und begehrenswert zu sein. Denn schließlich muß auch eine Kaiserin mit den Pfunden kämpfen, haben auch gekrönte Häupter so ihre Probleme mit Cellulite, Falten und grauen Haaren. Damals konnte eine Frau aber nicht in die Parfümerie um die Ecke gehen (oder, so es sich um höhere Stände handelte, ihre Zofe dorthin schicken) und sich diverse Wässerchen, Cremes und Lotionen für die Schönheitspflege fertig kaufen. Zu Sisis Zeiten gab es auch noch keine Kosmetikfirmen, die reichlich Manpower und Geld in die Forschung nach hochpotenten Wirkstoffen investierten. Seinerzeit war Selbermachen angesagt. Und zwar mit natürlichen Wirkstoffen.

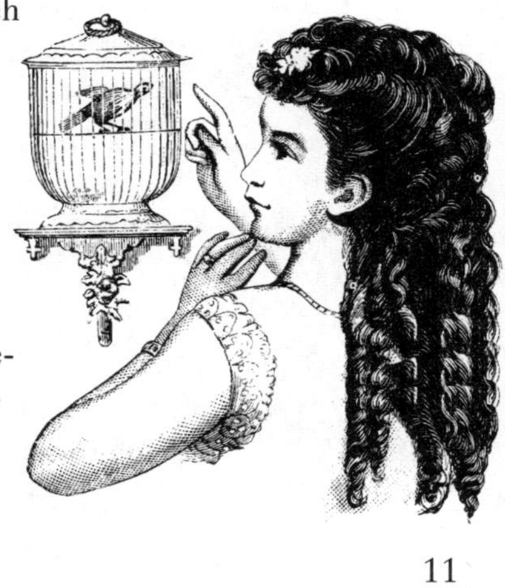

Das interessierte mich. Ich stöberte in Archiven und Bibliotheken, las alles, was an Büchern über das Leben der Kaiserin Sisi zu bekommen war, um herauszufinden: Womit hat diese Traumfrau ihre Schönheit gepflegt? Was war das Geheimnis ihrer offenbar ewigen Jugend? Milch und Honig vielleicht, Vanille, Erdbeeren – oder eher Rosenblätter, Mandelöl, Pfirsichextrakt? Zuviel möchte ich an dieser Stelle darüber noch nicht verraten, nur dies: Viele der kaiserlichen Schönheitsrezepturen sind, wenn auch teils leicht verändert, aus der Sicht heutiger Naturkosmetiker durchaus sehr empfehlenswert.

Interessiert hat mich auch die Frage: Wie hat sich die Kaiserin fit gehalten? Damals wußte man noch nicht viel vom gezielten Aufbautraining für einzelne Körperpartien, etwa Brust, Oberarme, Bauch und Hüften. Allerdings kam sie zu Lebzeiten des berühmten Turnvaters Jahn (1778–1852) auf die Welt – und er scheint ihre Fitneßbemühungen nachhaltig beeinflußt zu haben …

Auch mit gesunder, schlankmachender Ernährung tat man sich zu Zeiten der Kaiserin Sisi schwer. Zumal am kaiserlichen Hofe, wo es zwar Köche gab, die sich jedoch einen Deut um Kalorien und Maßhalten scherten. Und Zeitschriften, die fertige, leckere Diäten anbieten – Fehlanzeige, die gab es auch nicht. Wie also hat sie es geschafft, diese Wespentaille zu behalten? War sie wirklich magersüchtig wie später die Princess of Wales Diana und die Prinzessin Victoria von Schweden? Ist das gar das Schicksal der Frauen an der Seite von Monarchen? Und was hat Sisi überhaupt gegessen? Spannende Fragen, auf die ich Ihnen ebenso spannende Antworten verspreche.

Nach dem tragischen Tod der englischen Prinzessin Diana am 31. August 1997 wurde immer wieder öffentlich darüber spekuliert, wie ähnlich sich die Lieblingsprinzessin unserer Zeit und die vor 100 Jahren verstorbene, ebenfalls angebetete Kaiserin Sisi waren. Offensichtlich waren beide schön, schlank und ziemlich unglücklich mit ihren Männern. Doch gab es darüber hinaus noch eine Seelenverwandtschaft? Welches Geheimnis birgt die Psyche von Sisi, die zeitlebens auf der Flucht vor höfischen Zwängen, repräsentativen Pflichten, ja gar ihrem eigenen Ehemann war? Und der selbst die Liebe zur Natur, ihren Tieren, die Beschäftigung mit Literatur und Schönheit niemals den ersehnten Seelenfrieden brachte. Was moderne Psychologen dazu sagen würden – und warum Diana es letztendlich richtiger gemacht hat – auch das verrät Ihnen dieses Buch.

Schlußendlich gibt es noch ein anderes, sehr persönliches Motiv für mein Interesse an Sisi. Einige Jahre wohnte ich in dem zu Eigentumswohnungen umgebauten Schloß Possenhofen am Starnberger See, in dem Sisi die Sommer ihrer Kindheit und mit Sicherheit glücklichsten Jahre ihres Lebens verbracht hatte. Das Schloß aus dem Jahre 1536 hat Sisis Vater, der Herzog Maximilian von Bayern, ein Sproß des Hauses Wittelsbach, 1834 als Sommerresidenz für seine Familie erworben. Während damals die spätere angeheiratete Wiener Verwandtschaft von Sisi das Schloß zwar einfach,

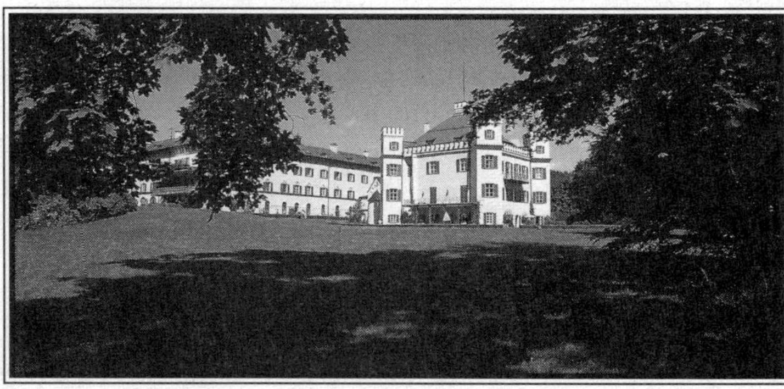

Sisis Possi: Frisch renoviert, erstrahlt es heute wieder im Glanz früherer Zeiten

gut geführt und nett, jedoch wenig prunkvoll und luxuriös fand, wird den heutigen Eigentümern besonders von der örtlichen Presse gern Arroganz und elitärer Dünkel unterstellt. Das ist sicher nicht fair, denn ohne die heutigen Eigentümer, die sehr viel Geld und Zeit investieren, um das Schloß im ursprünglichen Zustand zu erhalten, wäre es längst verfallen. Schließlich war es der Freistaat Bayern, der es erst 1948 als Flüchtlingsunterkunft benutzte, dann 1951 mangels Geld für den Erhalt der historischen Gemäuer an privat verkaufte. Das Schloß verkam immer mehr, zum Schluß war nur noch eine Motorradwerkstatt darin. 1984 wurde es saniert und in 27 Eigentumswohnungen aufgeteilt.

Es ist schon von außen, mit den schmucken grünen Fensterläden auf der weißen Fassade, mit den eindrucksvollen Zinnen und seinem majestätischen Park mit gepflegtem alten Baumbestand und eleganten Buchen- und Thujenhecken ein besonderes Schmuckstück unter den bayerischen Königsschlössern.

Hier wandelt man auf Schritt und Tritt auf Sisis Spuren: im Park, wo heute Kinder in der Sonne spielen, an den großen öffentlichen Badestränden, die früher Sisis Familie vorbehalten waren, auf der nahen Roseninsel, wo sie sich heimlich mit König Ludwig traf. Weite Teile des früheren Schloßparks sind heute für die Öffentlichkeit zugänglich, der Privatpark der neuen Eigentümer ist im Vergleich zu früher sehr geschrumpft. Wenn ich damals einen Spaziergang durch den ehemaligen Besitz der Familie Wittelsbach machte, vorbei an halb verfallenen Wachtürmchen und romantischen alten Toren, dachte ich manches Mal, jeden Moment müsse die schöne Kaiserin auf einem edlen Roß an mir vorbeigaloppieren und huldvoll winken …

Lassen Sie sich nun von mir entführen in die verzauberte Welt der Kaiserin Sisi und die Geheimnisse ihrer Schönheit.

Ihre Jutta Wellmann

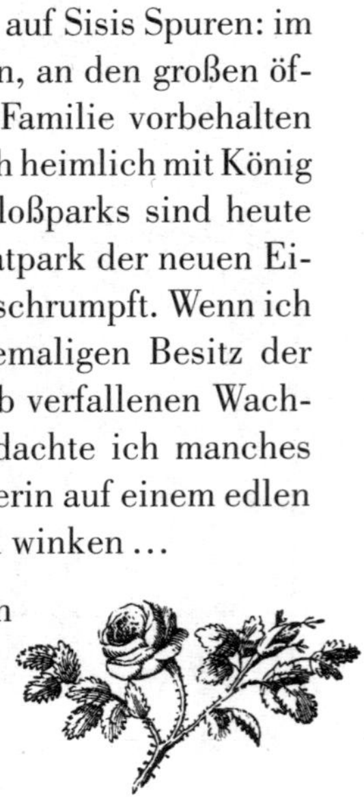

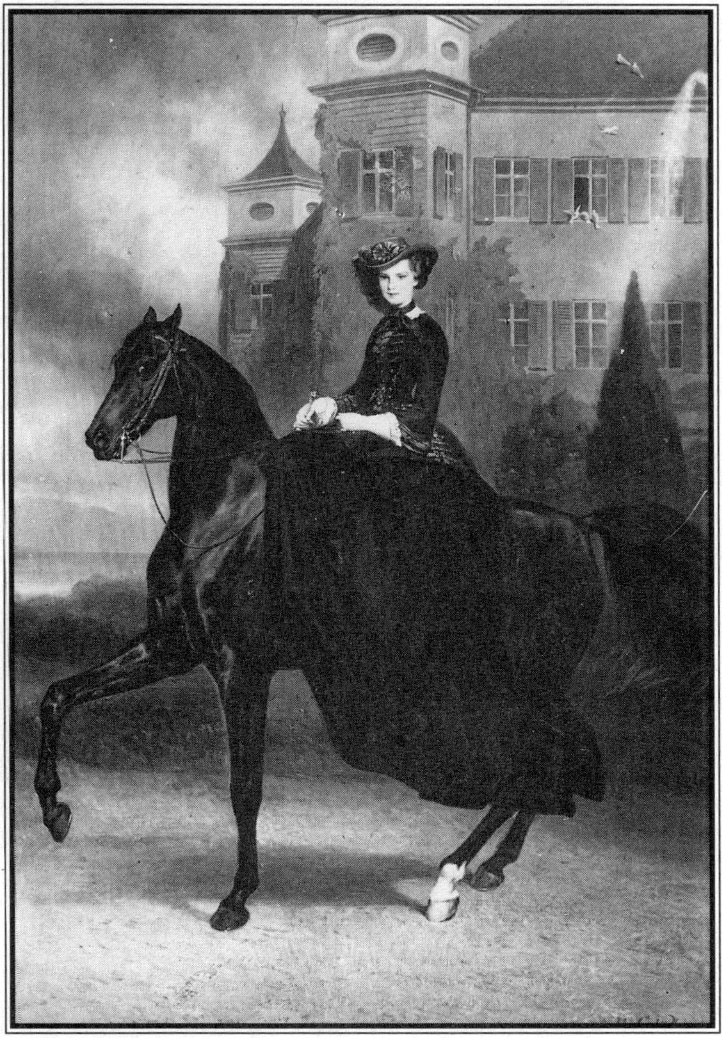

Sisi als Sechzehnjährige hoch zu Ross vor dem Schloss Possenhofen.
Dieses Gemälde liess ihre Familie von Karl von Piloty als Geschenk für den Verlobten Franz Joseph anfertigen

DIE LIESE *aus* POSSENHOFEN

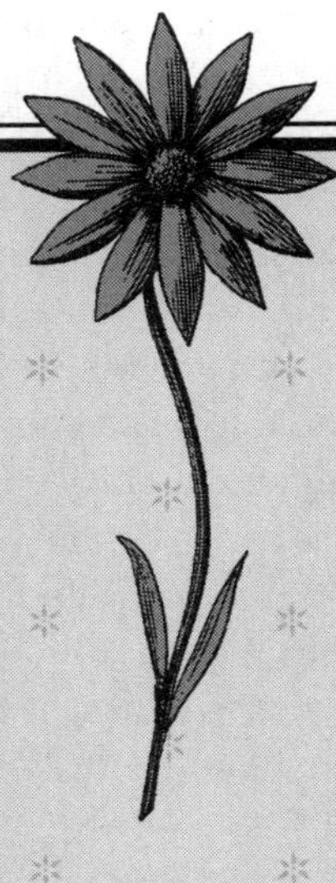

Wer hätte sie nicht geliebt – die unvergleichlichen Sissi-Filme! Mit den prächtigen Schlössern, Gold, warmem Kerzenlicht und rotem Samt, schönen Menschen mit glitzernden Kronen und feudalen Roben, mit romantischer Liebe vor blühenden Blumen, mit einem dankbar lächelnden Volk, herzig kuschelnden Kindlein und einer Kaiserin wie aus dem Märchenbuch. Noch heute fließt bei der Wiederholung sicher so manche Träne im Fernsehsessel. Die Filme erfüllen die Sehnsucht unzähliger Jungmädchenträume nach dem Traumprinzen, der die schöne Liebste auf dem Schimmel in sein Schloß entführt …

So herrlich die Filme auch heute noch sind – sie dienen mehr dem Umsatz der Papiertaschentuch-Industrie denn der Wahrheitsfindung. Ganz so romantisch und glatt verlief das Leben der Kaiserin Sisi in Wirklichkeit nicht. Freilich gab es auch schöne Tage. Jedoch seltener an der Seite des Kaisers und der Kinderlein als vielmehr weit fort von der Familie auf fernen Mittelmeerinseln in Gesellschaft ihrer Bücher und Tiere. Gewiß gab es auch tragische Aspekte in Sisis Leben. Die resultierten aber weniger aus ihrem schlechten Gesundheitszustand, wie der Film uns glauben machen möchte, sondern eher daraus, daß das naturliebende Landkind aus Bayern in ein Leben gezwungen wurde, das ihr ganz und gar nicht zusagte. Der Gatte war leider nicht ihr Traummann, höfisches Protokoll und repräsentative Pflichten haßte sie über alles.

Das starre Korsett des Wiener Hoflebens widersprach ihrem freiheitsliebenden Naturell über alles, erschwerend kamen depressiv-ängstliche Störungen hinzu, gegen die die damaligen Ärzte wenig auszurichten vermochten. Früh zog sich Sisi deswegen vom höfischen Leben zurück, lebte für die Pflege ihrer Schönheit und Gesundheit, verbrachte die meiste Zeit mit ihren geliebten Pferden und Hunden und unternahm ausgedehnte Lustreisen in warme, freundliche Gefilde.

Ein Christkind wird geboren

Sisi wurde am 24.12.1837 um 10.43 Uhr als viertes von neun Kindern geboren und erhielt die Vornamen Elisabeth Amalie Eugenie. Ein Christ- und ein Sonntagskind – wenn das kein gutes Omen war! Keineswegs kam sie übrigens in Possenhofen zur Welt – dort wäre es im Winter viel zu kalt gewesen – sondern in der Ludwigstraße in München, der Stadtresidenz der Familie. Ihre Eltern waren Ludovika (1808–1892), eine Halbschwester des Bayernkönigs Ludwig I., und der Wittelsbacher Maximilian (1808–1888), Herzog von Bayern, der ein Vetter der Mutter war.

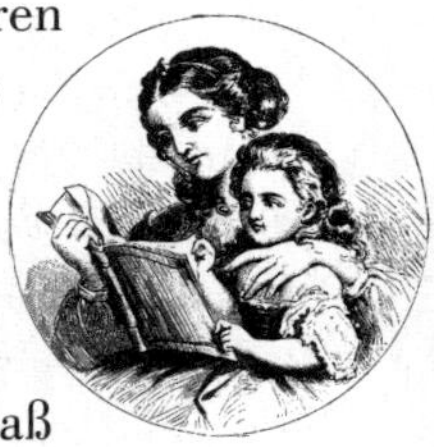

Bedeutungsvoll für das spätere Leben der Kaiserin Elisabeth war sicherlich die Tatsache, daß schon entgegen Behauptungen früherer Historiker ihre Eltern keineswegs eine Liebesheirat eingingen. Vielmehr war diese Ehe schon im Kindesalter von deren Eltern verabredet worden. Angeblich gehörte das Herz von Sisis Mutter Ludovika einem ganz anderen. Die moderne Psychologie weiß um den großen Einfluß der Familienverhältnisse auf die spätere Entwicklung eines Menschen. Und so stimmt es doch nachdenklich, daß schon die Mutter von Sisi unglücklich verheiratet war, sich früh nach Possenhofen und in Migräne flüchtete und für ihre Hunde weit mehr übrig hatte als für ihren Mann. Daß die Ehe dennoch hielt, verdankte sie dem Zeitgeist (Scheidungen waren seinerzeit unüblich) und einem erfreulichen finanziellen Spielraum. Gatte Max war zwar Herzog von Bayern, aber ohne nennenswerte staatliche Aufgaben und dafür mit einer um so hübscheren Apanage ausgestattet. Das ermöglichte ihm, ausgedehnte, monatelange Reisen zu unternehmen und das Schloß Possenhofen zu kaufen, wohin sich Frau und Kinder zurückziehen konnten.

Eine Kindheit aus dem Bilderbuch

Im ländlichen „Possi", wie Sisi ihr Zuhause liebevoll nannte, hatte sie eine unbeschwerte, beneidenswert freie Kindheit. Bereits im Frühjahr zog die Familie aus der Stadt an das liebliche Westufer des Starnberger Sees. Hier konnten die Kinder nach Herzenslust herumtollen, spielen, lärmen, baden, rudern, segeln, reiten und die Natur erkunden. Vor allem Sisi freundete sich rasch mit den Kindern der dörflichen Fischer und Bauern an und war alsbald bei allen die „Liese von Possenhofen". Bei ländlichen Veranstaltungen wie dem traditionellen Fischerstechen, Umzügen, Bauernhochzeiten und Sonnwendfeuern war die Kleine stets begeistert dabei. Bei sportlichen Wettkämpfen entwickelte sie einen wahren Feuereifer und gehörte schon in ganz jungen Jahren regelmäßig zu den Siegern. Namentlich im Reiten war sie allen anderen voraus, im Teenageralter hätte sie vermutlich schon an Olympiaden teilnehmen können, auch als Kunstreiterin tat sie sich hervor – wäre ihr vom Schicksal nicht ein ganz anderer Lebensweg bestimmt worden.

Der Park und die großen Stallungen rund um das Schloß boten bereits der kleinen Sisi alle Möglichkeiten für ihre große Liebe zu den Tieren. Hasen, Rehe, Lämmer, Katzen, Hunde – alles, was vier Pfoten hatte, wurde von der herzigen Kleinen mit liebevoller Hingabe umsorgt und gehegt. Die Mutter beobachtete ihren Wildfang mit leiser Sorge, hatte die Familie doch hochtrabendere Pläne mit dem hübschen Töchterlein als ausgerechnet Reitsport und Tierhaltung. Aber, ach, sie benimmt sich

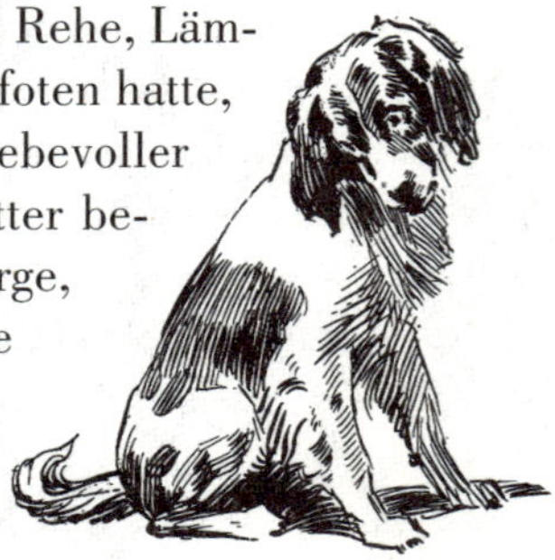

„wie ein Bauernmädel", klagt die Frau Mama. Kein Wunder, daß sie auch noch fließend bayerischen Dialekt sprach!

Und auch wenn die Eltern sich nicht sonderlich zugetan waren, und der Vater in Possenhofen nur kurze Gastspiele gab: Die Kinder liebten beide innig, es wird berichtet, daß Sisi sogar Papas Liebling war. Von ihm lernte sie auch das Reiten, Schwimmen, Rudern und Segeln. Wenn Papa Max zu Besuch kam, hatte sie nur noch Augen für ihn.

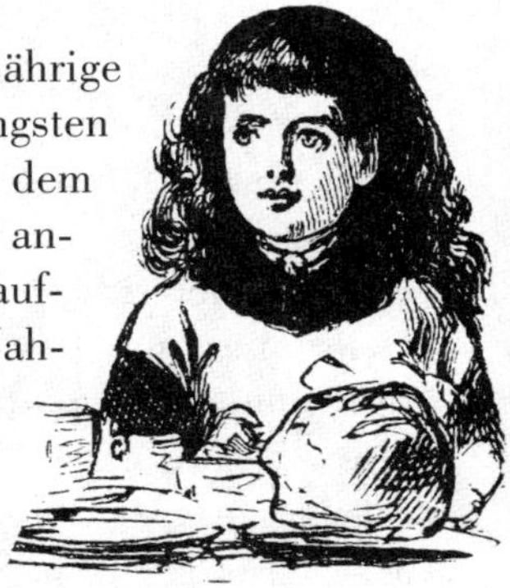

In Possenhofen erfährt die erst Fünfjährige auch von der Geburt ihres späteren engsten Freundes, des Cousins Ludwig. Mit dem Märchenkönig, der gegenüber auf der anderen Seite des Sees in Schloß Berg aufwächst, entwickelt sich schon mit elf Jahren eine zarte Romanze. Man tauscht kleine Geschenke und parfümierte Briefe wechseln (via Zofe!) hin und her …

Dem idyllischen Possenhofen, wo sie die ungetrübten, wilden, freien Sommer ihrer Jugend verbrachte (vorwiegend barfuß übrigens!) blieb Sisi ein Leben lang innig verbunden. Auch als Kaiserin von Österreich kehrte sie oft hierher zurück. Dann allerdings mit etwa 50-köpfigem Gefolge, mit dem sie aus Platzgründen im nahen „Hotel Strauch" in Feldafing Logis nahm. Das Hotel existiert noch, ehrenhalber unter dem Namen „Kaiserin Elisabeth". Vieles in dem altehrwürdigen, liebevoll gepflegten Haus erinnert noch heute an den berühmtesten Hotelgast.

Auch die Erziehung: vom Feinsten

Für die damalige Zeit, so berichten Historiker übereinstimmend, war die Erziehung aller Kinder von Ludovika und Max erstaunlich freizügig und liberal. Im prachtvoll ausgestatteten Klenze-Palast an der Münchner Ludwigstraße verkehrten die besten Lehrer der Zeit. Für den Kunstunterricht wurden die namhaften Maler Heinrich Mayr und Karl Theodor Piloty verpflichtet, für das Musikstudium der Wiener Zithervirtuose Johann Petzmayer. Letzter allerdings wohl nicht ohne väterliche Hintergedanken, denn er selbst nahm die Dienste des Künstlers weit häufiger in Anspruch als seine Kinder …

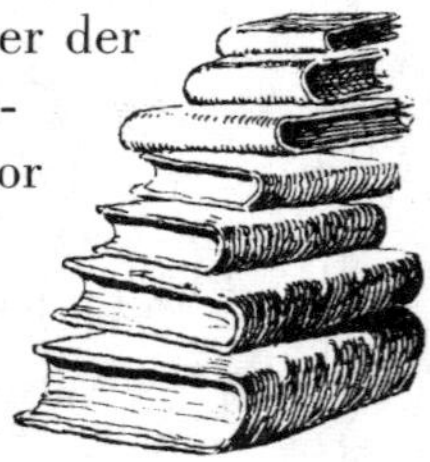

Sisi lernt Englisch, Französisch und Latein und entwickelt eine große Schwäche für die deutschen Dichter. Heimlich stiebitzt das junge Mädchen die Werke von Heinrich Heine aus Papas Bibliothek, und bald fängt der Teenager an, erste unbeholfene Gedichte zu schreiben. (Die freilich sollten im Laufe der Jahre besser werden!)

Ihre religiöse Erziehung war tolerant, die Mutter, seitens ihrer Familie Katholikin, war durchaus offen für den Protestantismus, der Vater hielt ohnehin nichts vom Beten. Auch die politische Bildung der Wittelsbach-Kinder dieser Generation war tolerant und demokratisch – man bedenke, daß Heinrich Heine der Lieblingsautor des Hauses war, zu jener Zeit bei der politischen Führung aber recht verpönt.

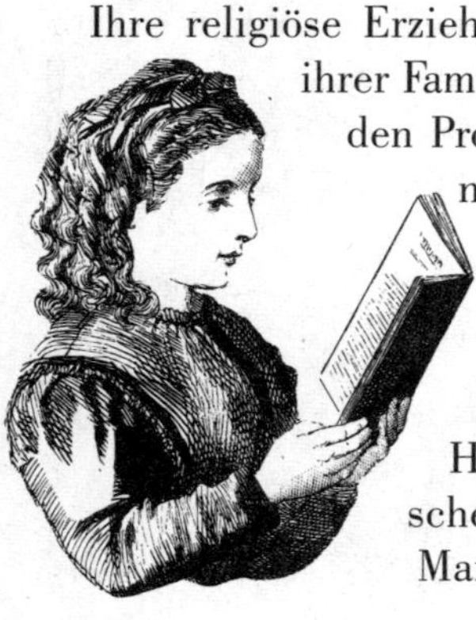

Man sieht, mit Sisi hatte die österreichi-

Die Kinder von Ludovika und Max

■

Ludwig (1831–1920)
wurde Offizier
und heiratete später
eine jüdische Schauspielerin

■

Wilhelm
im Jahre 1832 geboren und gestorben

■

Helene
(1834–1890),
heiratete Erbprinz Maximilian von Thurn und Taxis

■

Elisabeth, Sisi (1837–1898)

■

Carl Theodor (1839–1909),
wurde Augenarzt, sogar ein berühmter

■

Marie (1841–1925),
heiratete König Franz II. von Neapel –
auch eine kreuzunglückliche Ehe
einer Wittelsbacherin

■

Mathilde (1843–1925),
heiratete den Bruder des Neapolitanischen Königs,
den Graf Ludwig von Trani

■

Sophie (1847–1897),
heiratete Herzog Ferdinand von Alencon

■

Max Emanuel (1849–1893)
wurde Offizier

sche Monarchie sicher nicht die ungebildetste Kaiserin ihrer langen Geschichte eingefangen. Sie war gut unterrichtet in geistigen Künsten, gebildet, was fremde Sitten und Länder anging, und über die politischen Vorgänge ihrer Zeit bestens unterrichtet.

Daß sich trotzdem so mancher Autor in späteren Jahren etwas spöttisch über ihre Fähigkeiten äußerte, löste wohl eine Bemerkung aus, die sie leichtfertig selbst nach ihrer Hochzeit einmal tat: „Es wäre mir im Leben schlecht ergangen, wenn ich nicht Kaiserin geworden wäre." Tatsächlich ist es ihr schon in höfischen Würden schlecht genug gegangen, wäre sie auf ein bürgerliches Leben zurückgeworfen worden, hätte sie gar ihren Lebensunterhalt selbst verdienen müssen, resümiert der Autor Ludwig Merkle, dann hätte sie wohl Kunstreiterin werden müssen. So viel Spott hat Papa Max nicht verdient, der es wirklich gut gemeint hat, als er seinem Mädchen im Hof des Münchner Palais einen Zirkus bauen ließ. Die trat auch prompt mit leidenschaftlicher Begeisterung als Kunstreiterin auf ...

Das Jawort mit fatalen Folgen

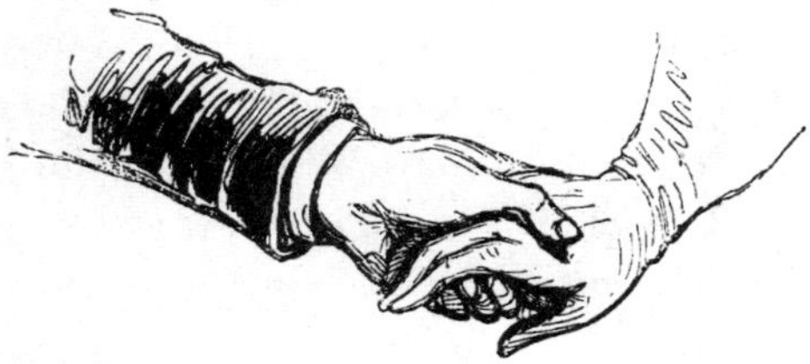

Bis dahin lief eigentlich alles gut. Besser sogar als bei manch anderen Kindern adeliger Familien des 19. Jahrhunderts. Denn Sisi hat eine gute und durchaus fortschrittliche Erziehung genossen. Gemessen an den Ansprüchen moderner Mädchen des 20. Jahrhunderts hatte sie die besten Voraussetzungen für ein selbständiges, erfülltes Leben und eine lukrative Karriere: besondere Fähigkeiten auf dem sportlichen Sektor (heutzutage hätten ihr die Sponsoren die Tür eingelaufen), Intelligenz gepaart mit einer profunden Allgemeinbildung, Fremdsprachenkenntnisse, herausragende Schönheit. Obendrein brachte sie eine gute Familie mit solidem finanziellen Background mit. Heute wäre sie mit diesen Voraussetzungen längst ein gefeierter Medienstar, bewundert von der Welt, die Männer würden ihr zu Füßen liegen. Denn so viele aussichtsreiche Voraussetzungen brachte nicht einmal die britische „Königin der Herzen" mit – die Ausbildung zur Kindergärtnerin eröffnete nicht eben viele Karrieremöglichkeiten. Dafür jedoch hatte Diana um so mehr Herzensbildung (die Sisi am kaiserlichen Hofe rasch abhanden kam), die sie sehr erfolgreich für soziale Zwecke einsetzte. Gleichwohl wetteifern einzig Diana und Sisi um Platz Eins auf der Hitliste der unglücklichsten blaublütigen Schönen der Geschichte.

Die tragische Wende in Sisis Leben kam schon im zarten Alter von 15 Jahren. Da nämlich fädelte ihre Mutter Ludovika einen listigen Verehelichungsplan ein, der ursprünglich für ihre Tochter Helene ersonnen war. Die nämlich sollte den damals begehrtesten Junggesellen der Zeit heiraten, Kaiser Franz Joseph von Österreich, 22 Jahre alt. Zweifelsohne eine gute Partie und für eine Familie, deren Oberhaupt „nur" ein Herzog einer kleinen deutschen Provinz (Bayern) war, ein enormer Gewinn an Macht und gesellschaftlicher Anerkennung.

Dumm gelaufen...

Helene war in den Plan eingeweiht und durchaus einverstanden. Sie war schon immer ein weit fügsameres Kind als Sisi und den gesellschaftlichen Konventionen kritiklos ergeben. Mutter Ludovika ersann einen feinen Plan. In Bad Ischl, dem ehemaligen Kaiserstädtchen im Herzen des Salzkammerguts, wollte man dem Kaiser auflauern. Denn dort verbrachte die österreichische Kaiserfamilie alljährlich die Sommerfrische. Damit das Ganze nicht zu sehr nach Kuppelei aussah und allzu rasch offensichtlich wurde, nahm man zur Tarnung noch das 15jährige Töchterlein Sisi mit.

Der Plan funktionierte im Prinzip gut, der Kaiser war anwesend, man konnte bei Kaffee und Kuchen mit Schlagobers ein ganz zufälliges und zwangloses Treffen mit ihm und seiner Mutter arrangieren. Wildfang Sisi war zunächst gar nicht zugegen, die Kleine amüsierte sich barfuß beim Blumenpflücken auf einer sonnenbeschienenen Sommerwiese. Erst als Sisi ungestüm, etwas zerzaust, mit einem Strauß Feldblumen in der Hand in den Salon stürmte, ging alles schief.

Plötzlich leuchteten die Augen des Kaisers. Das war doch die Kleine, die er am Nachmittag von der Kutsche aus so fröhlich auf der Wiese hatte herumtollen sehen?! Und da war es um Franz Joseph geschehen. Dieses muntere Naturkind sollte es sein – und nicht die damenhaft gewandete, steif konversationmachende Helene. Diese, auch eine durchaus schöne und begehrenswerte Frau, jedoch von gänzlich anderem Naturell, war tief enttäuscht.

Mutter Ludovika hingegen, flexibler als man Damen von Stand gemeinhin zutraut, erkannte sofort die neue Situation. Übereifrig telegrafierte sie ihrem Mann Max: „Kaiser verlangt Sisis Hand und Deine Einwilligung, bleibt bis Ende August in Ischl, wir sind alle glückselig."

Die verkaufte Braut

Alle? Die Auserwählte, die umgehend mittels Frisur, Samt und Seide als Dame kostümiert wurde, fragte man nicht lang. Recht stattlich fand sie ihn, den Franz Joseph, wohl schon. Aber eigentlich wollte sie gar keinen Kaiser. Doch für solche Überlegungen blieb keine Zeit. Mutter machte schleunigst Nägel mit Köpfen. Schon drei Tage nach der schicksalhaften ersten Begegnung fand am 19. August 1853 noch in Bad Ischl die Verlobung statt. Auf allen Bergen wurden Freudenfeuer gezündet, jedermann bewunderte das „schöne Paar", auch im fernen Wien jubelte die Presse über die freudige Sensation. Was blieb einem 15jährigen Teenager anderes übrig, als sich drein zu fügen? (Im nachhinein muß man sich fragen: Warum bloß diese ungebührliche Eile?!)

Daß dieses Paar nicht zusammenpassen würde, hätten Menschen, die beide gut kannten, sofort gesehen. Kaiser Franz Joseph war das genaue Gegenteil der schöngeistigen, naturverbundenen, freiheitsliebenden und demokratisch gesinnten Sisi. Musik, Dichtkunst und Theater waren seine Sache nicht, Machtgehabe und Krieg lagen dem Herrscher weit mehr am Herzen. Auch wenn er bei Besuchen während der Verlobungszeit artig mit seiner Zukünftigen in die Oper geht, Konzerten lauscht, auf Bällen glänzt und Museen und Kirchen besichtigt.

Kurzfristig mag es sich zu der Zeit, als sich der Kaiser von seiner besten Seite zeigte, wirklich um die „Romanze von Possenhofen" gehandelt haben. Auch Sisi flirtete mit ihrem Kaiser, fieberte wie er seinen Besuchen entgegen – ganz Europa schwelgte im Glück. Schließlich war sie über Nacht zur Märchenprinzessin Europas avanciert – und welchem Teenager würde das nicht schmeicheln! (Man erinnere sich nur an Diana und Charles vor der Hochzeit!)

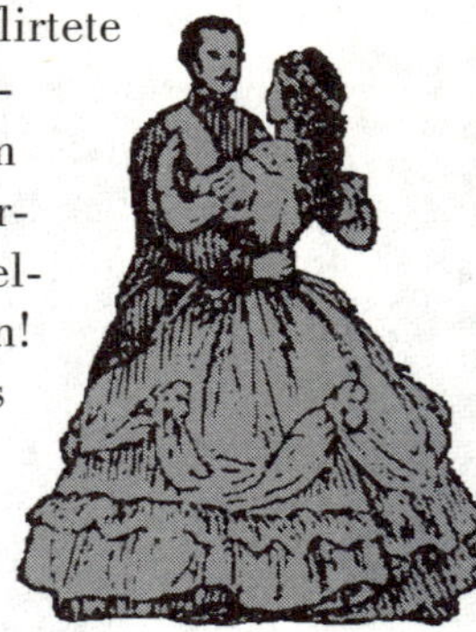

Derweil laufen die Vorbereitungen für eine der größten Hochzeiten Europas auf Hochtouren, geben sich Mama Ludovika und zahlreiche Lehrer die größte Mühe, aus dem Possenhofener Irrwisch eine vorzeigbare Kaiserin zu machen. Ein sinnloses Unterfangen, wie sie bald merken sollten …

Traumhochzeit unter Tränen

Am 24. April 1854, nicht einmal ein Jahr nach der Verlobung, findet um 19.00 Uhr abends in der Augustinerkirche in Wien die Vermählung statt. Die strapaziösen Feierlichkeiten beginnen bereits am 20. April, als Sisi unter großer Anteilnahme der Münchner Bevölkerung mit ihrer Familie nach Wien abreist. In den nächsten Tagen vor der Vermählung bekommt die 16jährige einen ersten Geschmack von übertriebenem Pomp und höfischem Zeremoniell. Die Reise wird überwiegend per Schiff gemacht, an jeder Station warten blumengeschmückte Tribünen und Podeste, halten Bürgermei-

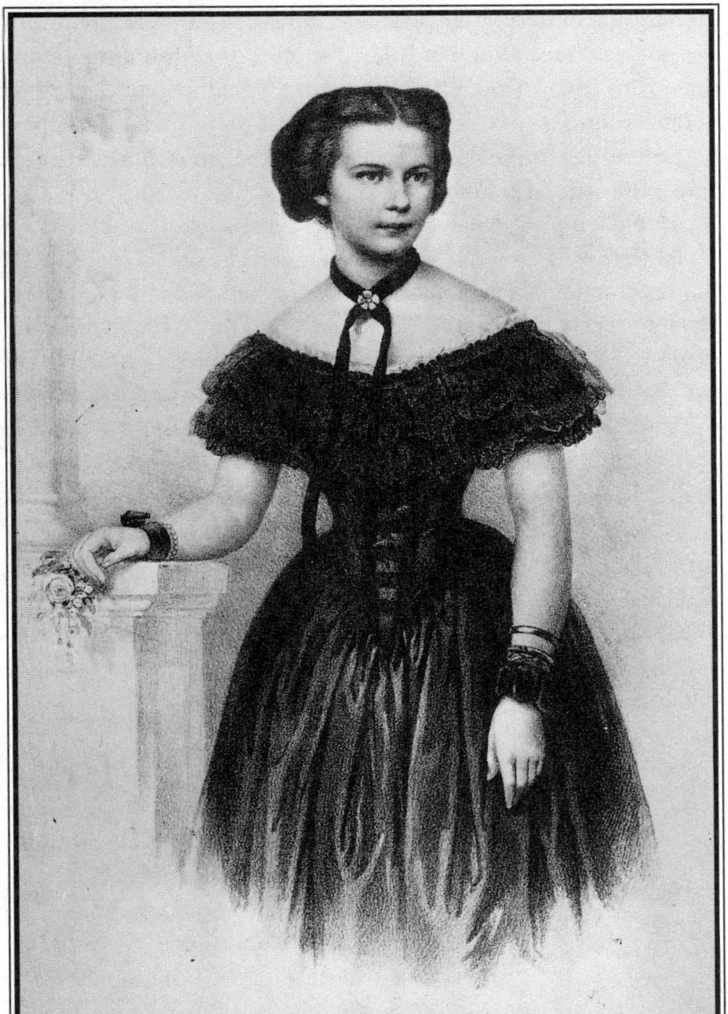

Ein Portrait von Sisi aus der Verlobungszeit, 1854,
von H. Kohler:
Jung, unschuldig, naiv und unsagbar schön, urteilten die Zeitgenossen beeindruckt

ster und kirchliche Würdenträger feierliche Reden, Schulkinder schwenken Fähnchen, Chöre singen zu Ehren der zukünftigen Kaiserin, Theaterstücke werden aufgeführt und Galaessen veranstaltet. Jeder Tag beginnt um acht Uhr, für Sisi mit Sicherheit Stunden früher – wegen der aufwendigen Arbeit mit ihrer Garderobe und der Frisur.

„Hoch lebe die Kaiserin!“ jubelt das österreichische Volk, als der rosengeschmückte Raddampfer „Franz Joseph“ am 22. April nachmittags um 16.00 Uhr in Nußdorf anlegt und der Kaiser seine Braut in die Arme schließt. Die ist blaß, sichtlich erschöpft, wenn auch wunderschön, und vergießt erste Tränen. Um halb sieben, mit der Kutsche in Schönbrunn angelangt, winkt die zukünftige österreichische Kaiserin nur noch müde und weint hemmungslos.

Erschöpfung? Rührung? Überforderung eines 16jährigen Teenagers? Erstes Entsetzen darüber, auf was sie sich da eingelassen hat? Darüber sollen sich nur die Historiker den Kopf zerbrechen. Verständlich sind die Tränen der jugendlichen Braut allemal. Die Märchenhochzeit am Abend in wahrhaft orientalischer Pracht in der mit Gold, Blumen und 15000 Kerzen prächtigst geschmückten Augustinerkirche erlebt Sisi auch nur noch durch einen Tränenschleier.

Doch das Volk hat davon keine Ahnung – es bewundert seine märchenhaft schöne neue Kaiserin, die in ihrem (noch heute kopierten) Hochzeitskleid wahrhaft aussieht wie ein leibhaftiger Engel. Wer denkt da schon an Tränen!

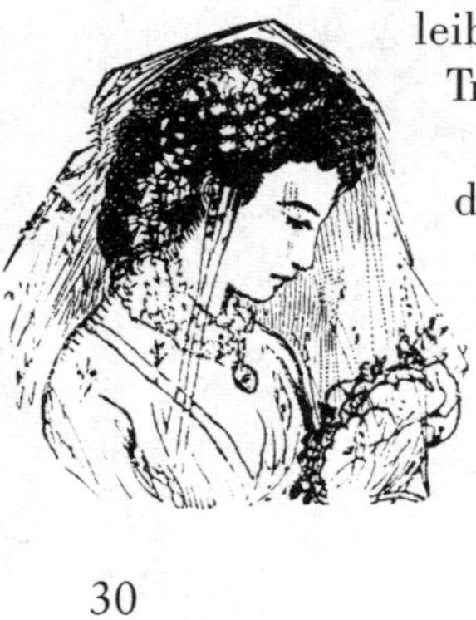

Wahrscheinlich haben der Kindsbraut, die so unvermittelt ins wirkliche Leben geworfen wurde, auch die Worte des Wiener Erzbischofs kaum Trost gespendet, der der jungen Ehefrau erklärte, daß ihre Liebe dem Zweck zu dienen habe, „in Mitte der Herrschersorgen gleich einem

Hochzeitsnacht mit Sophie

Ob es stimmt, läßt sich heute nicht mehr zweifelsfrei beweisen, denn zu jener Zeit steckten Journalisten und Paparazzi noch in den Kinderschuhen. Denkbar ist es aber:

Kurz vor Mitternacht ist das Hochzeitsdiner in der Wiener Hofburg zu Ende. Da ergreift die frisch gebackene Schwiegermutter Sophie die Hand der erschöpften, verunsicherten jungen Frau und zieht sie energisch hinter sich her zum neuen ehelichen Schlafgemach. Dort muß sich Sisi unter den strengen Augen der Schwiegermutter entkleiden und ins Bett legen! Erst dann darf der Kaiser zu ihr ins Schlafzimmer kommen. Nach der verkorksten Hochzeitsnacht erkundigte sich dann die Schwiegermutter, der es offensichtlich kraß an Takt und Einfühlungsvermögen fehlte, beim gemeinsamen Frühstück, wie es denn war…

Keine zärtliche Verführung, kein langsames, gegenseitiges Entkleiden, keine Romantik vor der ersten Liebesnacht… Und kein Wunder, daß Sisi der sexuellen Seite der Liebe zeitlebens nichts abgewinnen konnte.

Ehemann Franz Joseph tat zumindest gegen die Einmischung der Schwiegermutter nichts, um die kaiserliche Intimsphäre vor ihr zu schützen – obwohl Sisi angeblich mehrfach darum gebeten hatte.

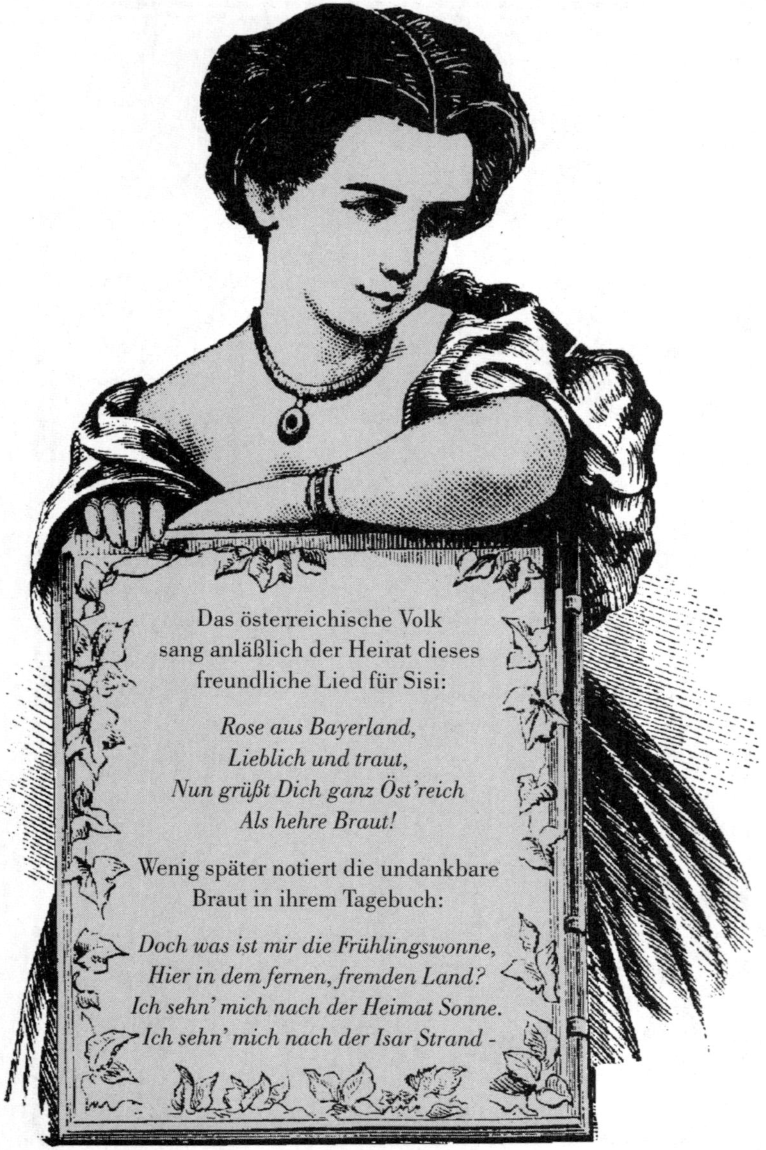

Das österreichische Volk
sang anläßlich der Heirat dieses
freundliche Lied für Sisi:

Rose aus Bayerland,
Lieblich und traut,
Nun grüßt Dich ganz Öst'reich
Als hehre Braut!

Wenig später notiert die undankbare
Braut in ihrem Tagebuch:

Doch was ist mir die Frühlingswonne,
Hier in dem fernen, fremden Land?
Ich sehn' mich nach der Heimat Sonne.
Ich sehn' mich nach der Isar Strand -

Eilande sein, welches in Mitte des Wogensturmes, friedlich grünend, daliegt und die lächelnde Rose und das anmuthige Veilchen keimen läßt". Welch' böse Ahnung, welches Entsetzen mag die junge Frau wohl gepackt haben bei diesen Worten für ihren weiteren Lebensweg?

Was er im Schlafzimmer tat, entzieht sich unserer Kenntnis, es kann aber nichts gewesen sein, was die junge Kaiserin sonderlich beeindruckt hat, sonst hätte sie nicht früh -- nämlich nach der Geburt des pflichtschuldigen Thronfolgers – die Flucht aus dem ehelichen Schlafgemach ergriffen.

Das öffentliche Familienleben

Sicherlich hat Sisi ihrem frisch gebackenen Ehemann anfangs große Zuneigung entgegengebracht. Und auch alles in ihrer Macht Stehende versucht, damit diese Ehe glücklich wird. Daß es nicht geklappt hat, ja, daß diese Ehe schon wenige Wochen nach der Trauung anfing zu kränkeln, hatte eine Vielzahl von Gründen:

Heimweh. Die fremde Umgebung, der frühe Abschied des viel zu jungen Mädchens von der eigenen Familie und Heimat. Ein schwerer Schritt für eine Sechzehnjährige, wenn man bedenkt, daß die Menschen in der neuen Umgebung ihr auch mit wenig Wärme und Herzlichkeit entgegenkamen. Und sie nicht gerade mit offenen Armen aufnahmen.

Ein enttäuschender Ehemann. Der sie nicht einmal vor den Anforderungen seiner Familie in Schutz nehmen konnte. Der möglicherweise auch wegen seiner Pflichten nicht die Zeit hatte, seine junge Frau liebevoll und fürsorglich in ihr neues Leben einzuführen. Zudem argwöhnt Sisi schon bald,

Oh, daß ich nie den Pfad verlassen,
Der mich zur Freiheit hätt' geführt.
Oh, daß ich auf der breiten Straßen
Der Eitelkeit mich nie verirrt!

Ich bin erwacht in einem Kerker,
Und Fesseln sind an meiner Hand,
Und meine Sehnsucht immer stärker -
Und Freiheit! Du mir abgewandt!

Ich bin erwacht aus einem Rausche,
Der meinen Geist gefangenhielt,
Und fluche fruchtlos diesem Tausche,
Bei dem ich Freiheit! Dich verspielt.

Jung gereut... Schon einen Monat nach der Heirat schrieb Sisi dieses Gedicht, das von ihrem tiefen Schock über ihr neues Leben zeugt.

daß nicht sie, die junge Ehefrau, sondern vielmehr seine Mutter für Franz Joseph der liebste Mensch auf der Welt ist.

Das strenge Hofprotokoll. Zu Sisis größtem Entsetzen hatte sich ihr Privatleben und später das ihrer eigenen Familie gänzlich den höfischen Zwängen unterzuordnen. Praktisch nie hatte die Familie ein paar Stunden oder gar Tage ganz für sich allein, stets waren da die offiziellen Anlässe und Pflichten, die Vorrang hatten. Die ständigen Hofbälle, Empfänge, Galadiners und Zeremonien waren Sisi besonders verhaßt, da sie von Natur aus ein spontaner und freiheitsliebender Mensch ist.

Die unnahbare Schwiegermutter. Ob sie wirklich so böse war, wie der Film uns glauben machen möchte, ist eher zweifelhaft. Sicherlich war sie eine kalte Frau mit wenig Herzenswärme und menschlicher Güte, für die die Zwänge der Monarchie vor allem anderen Vorrang hatten. Sisi und Sophie – hier sind zwei Welten aufeinandergeprallt, das konnte nicht gutgehen. Sisi fühlte sich stetig bevormundet, bespitzelt von Vertrauten der Schwiegermutter, gegängelt und gemaßregelt.

Wessen Kinder sind das eigentlich?

Das Maß des Hasses auf die Schwiegermutter ist voll, als diese sich selbstherrlich zur Taufpatin für Sisis erstgeborenes Kind ernennt, Sophie, die am 5. März 1855 zur Welt kommt. Bei der Namensgebung, der Organisation der Taufe, bei der Auswahl des Kindermädchens – niemals wird Mutter Sisi auch nur zu Rate gezogen, alles entscheidet Oma Sophie. Entnervt flüchtet Sisi zu ihrer Familie ins geliebte Possenhofen.

Am 12. Juli 1856 kommt das zweite Kind, Gisela, zur Welt. Wieder dasselbe Spiel.

Die Schwiegermutter ist noch nicht zufrieden, ein Thronfolger wird gebraucht. Der erblickt am 21. August 1858 das Licht der Welt: Kronprinz Rudolf. Auch diesen nimmt die Schwiegermutter Sophie von Geburt an unter ihre Fittiche.

Obwohl sich auch der Kaiser nach der Geburt des zweiten Kindes gegen die eigene Mutter durchsetzt und mehr Einfluß auf die Erziehung seiner Kinder nimmt, hat Sisi niemals ein so enges Verhältnis zu ihren Kindern aufbauen können, wie das bei einer Mutter-Kind-Beziehung normal und natürlich wäre. Auch dafür haben Historiker verschiedenste Erklärungsansätze von „Rabenmutter" bis zu „eitle, ichbezogene Frau". Doch das wird Sisi kaum gerecht. Richtiger ist vermutlich, daß diese unerfahrene junge Frau einfach irgendwann den Kampf gegen die übermächtige Ältere aufgab und ihr die Kinder schließlich ohnmächtig überließ. Immerhin setzte sie durch, daß die Kinderzimmer in den Trakt ihrer eigenen Wohnräume verlegt wurden. Und auch die vom Hof angeordnete harte Kadettenerziehung für ihren Sohn Rudolf hat sie zumindest teilweise erfolgreich verhindert. Rudolf übrigens hat seine Mutter zeitlebens innig geliebt – was er wohl kaum getan hätte, wäre sie ihm eine Rabenmutter gewesen.

Als schließlich, zwölf Jahre nach der Geburt des ersten Kindes, das Nesthäkchen Valerie am 22. April 1868 zur Welt kommt, ist Sisi selbst eine reife Frau von 31 Jahren und hat mittlerweile so manche Schlacht gegen ihre Schwiegermutter gewonnen. Deshalb nimmt sie auf das Schicksal von Valerie von Anfang an weit mehr Einfluß als auf das ihrer anderen Kinder. Und so wird das letzte auch ihr liebstes Kind.

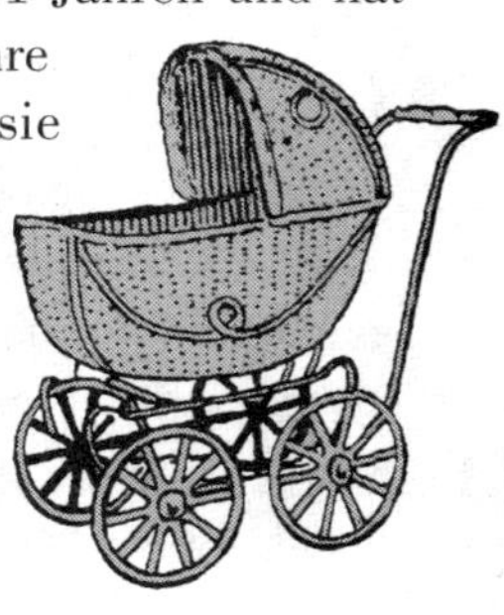

Früh mußte die junge Mutter den schmerzlichen Verlust ihres erstgebore-

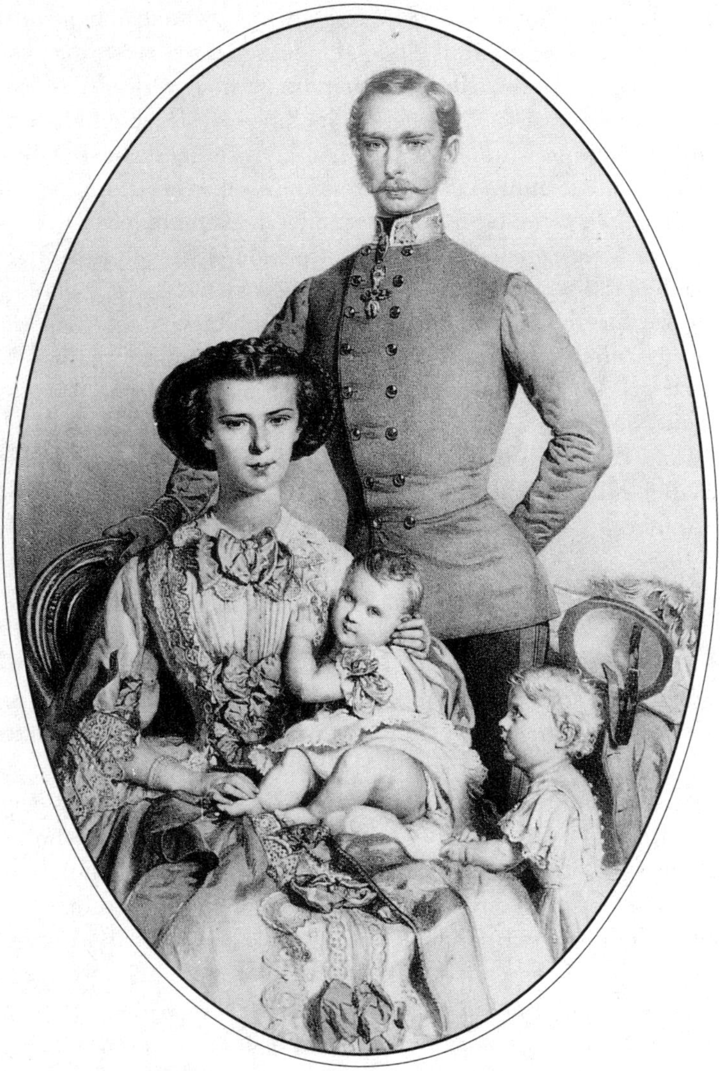

Die kaiserliche Familie (Franz Joseph mit Elisabeth, Erzherzogin Gisela und kronprinz Rudolph). Lithographie von Eduard Kaiser, um 1859.

nen Kindes hinnehmen. Sophie starb im zweiten Lebensjahr; das von Geburt an kränkelnde Mädchen hatte eine strapaziöse Reise mit den Eltern durch Italien nicht mehr verkraftet.

Schwer getroffen hat später die Kaiserin der Freitod ihres einzigen Sohnes Rudolf am 30. Januar 1889 in Mayerling. Sisi hatte lange geahnt, daß es so weit kommen würde. Seit Rudolf seine Frau Stephanie einer jüngeren Geliebten wegen verlassen hatte, war es zwischen dem Sohn und dem Vater immer wieder zu ernsten Zerwürfnissen gekommen. Rudolf erschoß erst seine Geliebte Marie Vetsera und anschließend sich selbst. Von diesem Schicksalsschlag hat sich Kaiserin Elisabeth nie wieder erholt. Fortan trug sie, die fast schon übertrieben modebewußte Frau, nur noch schwarze Kleider.

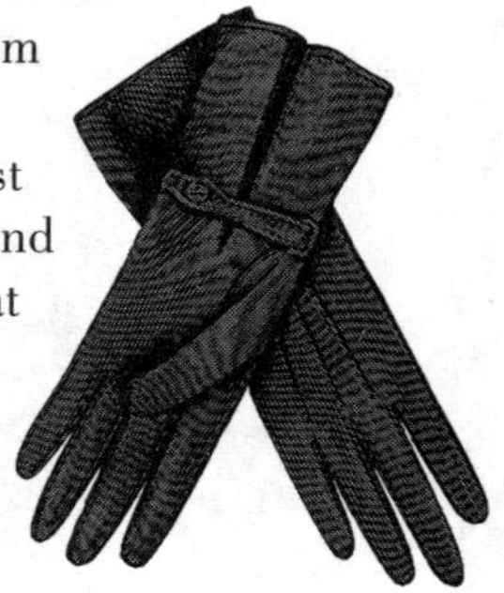

Sisis "Wanderjahre"

Normalbürger des 20. Jahrhunderts sind ja daran gewöhnt, daß ihre Herrschenden, seien sie nun gewählt oder kraft Erbfolge im Amt, stets, gern und viel auf Reisen sind. Das müssen die Untertanen auch einsehen – dient es doch ausschließlich ihrem Wohl, wenn sich der Bürgermeister einer deutschen Großstadt beispielsweise in Tokio über die neuesten Errungenschaften beim U-Bahn-Bau informiert. Oder gekrönte britische Häupter regelmäßig an die überseeischen Stätten ehemaligen britischen Großmachtglanzes eilen, um durch ihre Präsenz wenigstens noch ein bißchen vom früheren Ruhm zehren zu können. Selbst das Oberhaupt der katholischen Kirche mag da nicht zurückstehen. Und so jettet auch der Papst alljährlich rund um den Globus, um das

Wort Gottes noch in die letzten südamerikanischen Dörfer zu bringen.

Sie alle waren jedoch Waisenknaben gegen Sisi, Kaiserin von Österreich, die bereits im letzten Drittel des vorigen Jahrhunderts mehr reiste als manch heutiger Politiker. Und das war noch beschwerlicher, denn Flugzeuge gab es nicht, alle Entfernungen mußten per Kutsche, Schiff oder Bahn zurückgelegt werden. Anders als heutige Regierende gab sich Sisi allerdings nicht die geringste Mühe – von Ausnahmen abgesehen –, ihren Reisen auch nur den Hauch einer politischen Notwendigkeit oder sonst irgendeinen, für das Volk nachvollziehbaren Sinn zu geben. Vielmehr geriet der Wiener Hof alsbald in Erklärungszwang für die ständige Abwesenheit der Kaiserin bei Hofe. Mühsam versuchte man sich in Rechtfertigungen, daß die Kaiserin krank sei und ein wärmeres Klima brauche.

Tatsächlich war Sisi eher eine Vorläuferin des heutigen Jet Sets denn eine Abgesandte des kaiserlichen Hofes. Es heißt, daß die jeweiligen Herrscher ihres Reiselandes beträchtliche Mühen hatten, den hochwohlgeborenen Gast überhaupt einmal zu einem gesellschaftlichen Auftritt zu überreden.

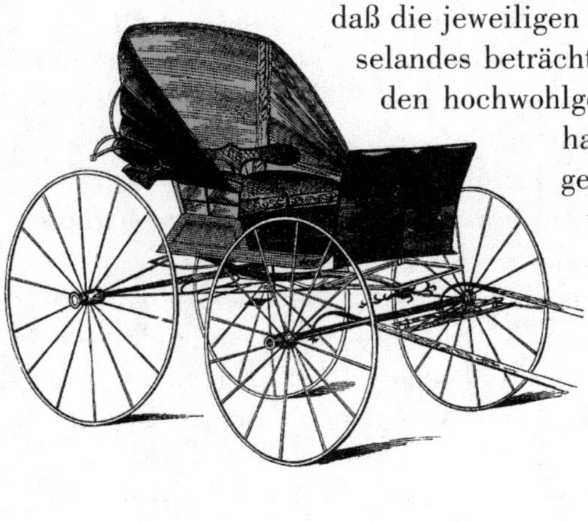

Rosen auf Madeira ...

Nachdem sich die Dinge am Wiener Hof so ganz und gar nicht nach ihrem Geschmack entwickeln, zahlt Sisi es ihnen heim. Mit 22 Jahren beginnt ihr Leben aus dem Koffer. Wobei das nicht wörtlich zu nehmen ist: Es handelte sich keineswegs um ein Gepäckstück, sondern um deren viele.

Auch reiste die Kaiserin nicht in Begleitung von ein oder zwei Zofen und ein paar Leibwächtern, nein, ein halber Hofstaat, an die 40 Leute, begleiteten die hohe Dame. Nicht genug damit: Gelegentlich nahm sie auch schon mal ihre Pferde, Hunde und 20 Rindviecher mit, die angeblich die beste Milch für die geschwächte Kaiserin gaben. Da hätte jede Fluglinie passen müssen!

Zunächst führen sie ihre Wege ins geliebte Possenhofen, heim nach Bayern. Dort verbringt sie einen unbeschwerten Sommer, der nur durch zwei Dinge getrübt wird: Einen unerfreulichen Dauerregen, durch den der Starnberger See über die Ufer tritt und ihren geliebten Schloßpark unter Wasser setzt. Und dann der überraschende Besuch des Kaisers – von Wien ist es ja eine kurze Fahrt ins nahe Bayern. Anläßlich dieses Besuches, der mit des Kaisers 30. Geburtstag zusammenfällt, geraten sich die Eheleute heftig in die Haare, was auch der Presse nicht verborgen bleibt.

Jetzt beschließt Sisi, eine anständige Entfernung zwischen sich und den Ehemann zu legen. Madeira ist ihr erstes Fernreiseziel, 3 000 Kilometer Luftlinie weit weg von Wien. (Der Hof hat erste Krankheiten als Erklärung für die Reise parat: Ischias, Schwindsucht.) Für die Reise stellt ihr die englische Queen ein Schiff zur Verfügung, und von Antwerpen aus geht es über den rauhen Atlantik in ein mildes, freundliches Klima. Dort erholt sich die Kaiserin, oh Wunder, rasch.

Eine Villa mit Meerblick, Garten und Terrasse am Rande der Hauptstadt Funchal bietet ihr jeden nur erdenklichen Komfort. Sisi genießt die liebliche Natur, die farbenprächtige Blumenvielfalt der Insel, liest Shakespeare und Heinrich Heine, spielt mit ihren Tieren und musiziert am Abend.

Erst im Frühjahr tritt sie die Heimreise nach Wien an, mit vergnüglichen Zwischenaufenthalten auf Gibraltar, Mallorca, Korfu und in Triest.

… Oleander auf Korfu

Fortan hält es die Kaiserin nie mehr lange am Hofe. Es folgen immer häufiger ausgedehnte Besuche in „Possi", lange Kuraufenthalte in Bad Kissingen, wo sie sich gern mit ihrem Cousin Ludwig trifft. (Der Hof: Die Gesundheit der Kaiserin ist wieder sehr angegriffen …)

Damit es auch bei ihrem Gatten keine Mißverständnisse über ihre weiteren Pläne gibt, schreibt sie ihm Weihnachten 1865, das sie ungerührt ohne Mann und Kinder mit ihrer Familie in München feiert: „ …wünsche ich, daß, was immer meine persönlichen Angelegenheiten betrifft, wie unter anderem die Wahl meiner Umgebung, den Ort meines Aufenthaltes, alle Anordnungen im Haus p.p. mir allein zu bestimmen vorbehalten bleibt." Damit war nun wirklich alles gesagt. Sisi konnte wieder Koffer packen.

Im Sommer geht es für vier Monate nach Korfu, der Perle unter den griechischen Inseln im Ionischen Meer. (Der Hof spricht von Blutarmut, Erschöpfung, chronischem Husten.) An den feinen Sandstränden in der warmen Sonne, im blauen Meer erholt sich die Kaiserin wieder einmal prächtig. Sie wohnt standesgemäß im Hause des Gouverneurs. (In späteren Jahren läßt sie sich auf der Insel eine eigene Prunkvilla bauen, das Achilleion.) Alles läuft bestens, bis im Oktober der Kaiser persönlich wieder einmal einen Überraschungsbesuch macht. Immerhin überredet er die Abtrünnige, den Winter wenigstens in Venedig zu verbringen, nicht ganz so weit weg vom Wiener Hof. Sisi ist es recht, auch dort läßt sich's schön leben. Zumal die Gelegenheit günstig ist, der Schwiegermutter eins auszuwischen, kann sie doch hier die Kinder leicht für einige Wochen zu Besuch kommen lassen.

In den folgenden Jahren kommt die Kaiserin viel herum. Es folgen ausgiebige Besuche in England und Irland, wo sie als Reiterin häufig an Jagden teilnimmt. Gern und lang weilt sie auf der Isle of Wight im malerischen „Osborne House", das der Königin Victoria als Sommerresidenz dient. Hier läßt es sich angenehm und vor allem fern von lästigen Menschen leben. (Der Hof variiert seine Kommuniques inzwischen: Die Tochter Valerie kränkele und bedürfe der Seeluft …)

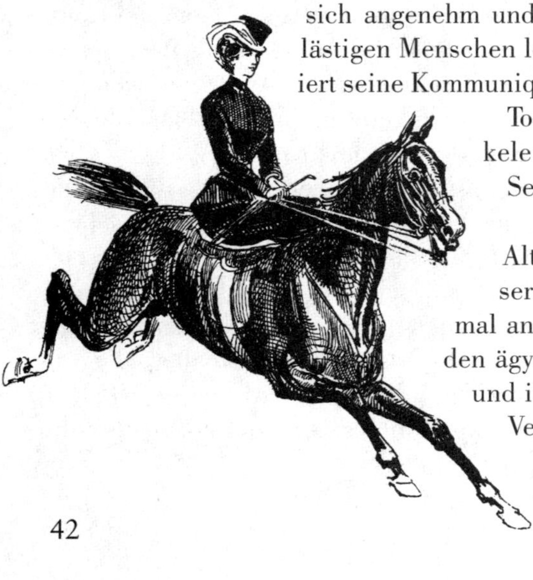

In vorgerückterem Alter zieht es die Kaiserin mal nach Italien, mal an die Cote d'Azur, zu den ägyptischen Pyramiden und ins ferne Algier. Alle Versuche des Kaisers, sie seßhaft zu machen, schlagen fehl: Zum Beispiel der Bau der sündhaft teuren Hermesvilla im Lainzer Tiergarten – ganz nach den Wünschen der Kaiserin. Eingerichtet hat sie die Villa zwar, aber nie richtig bewohnt.

Rastlos durcheilt Sisi weiterhin die Welt, verbraucht dabei eine Stange Geld und ist letztendlich nirgendwo zu Hause. (Der Hof, in ständiger Erklärungsnot, hat inzwischen aufgegeben. Nach dem Tod des Kronprinzen Rudolf heißt es von dort nur noch lapidar, die Kaiserin habe sich eben von diesem Schicksalsschlag nie wieder erholt.) Aus ihrer Rastlosigkeit macht die Kaiserin auch kein Hehl: „Durch die ganze Welt will ich ziehen, Ahasver soll ein Stubenhocker gegen mich sein. Ich will zu Schiff die Meere durchkreuzen, ein weiblicher Fliegender Holländer." Nun, das ist ihr gelungen – ob sie dabei glücklich geworden ist, bleibt mehr als fraglich.

Und wo bleibt die Liebe?

Es ist inzwischen kein Geheimnis mehr, daß die Ehe zwischen Sisi und Franz Joseph unglücklich war. Auch wenn damalige Hofberichterstatter und die zeitgenössische Presse uns etwas anderes weismachen wollen. Und daß der Film ein verliebtes Ehepaar zeigt, ist aus kommerziellen Gründen ja durchaus verständlich: Wer will schon eine unglückliche Liebe auf der Leinwand sehen?!

Tatsache ist, daß die Eheleute schon früh eigene Wege gingen. Und vermutlich so manchen ernsten Streit um das Familienleben und die Erziehung der Kinder ausfochten. Warum sollte es bei gekrönten Häuptern auch anders zugehen als in anderen unglücklichen Ehen, in die sich die Schwiegermutter über Gebühr einmischt, in denen sich Eltern nicht über die Schule für die Kinder einigen können. Und in denen der Mann

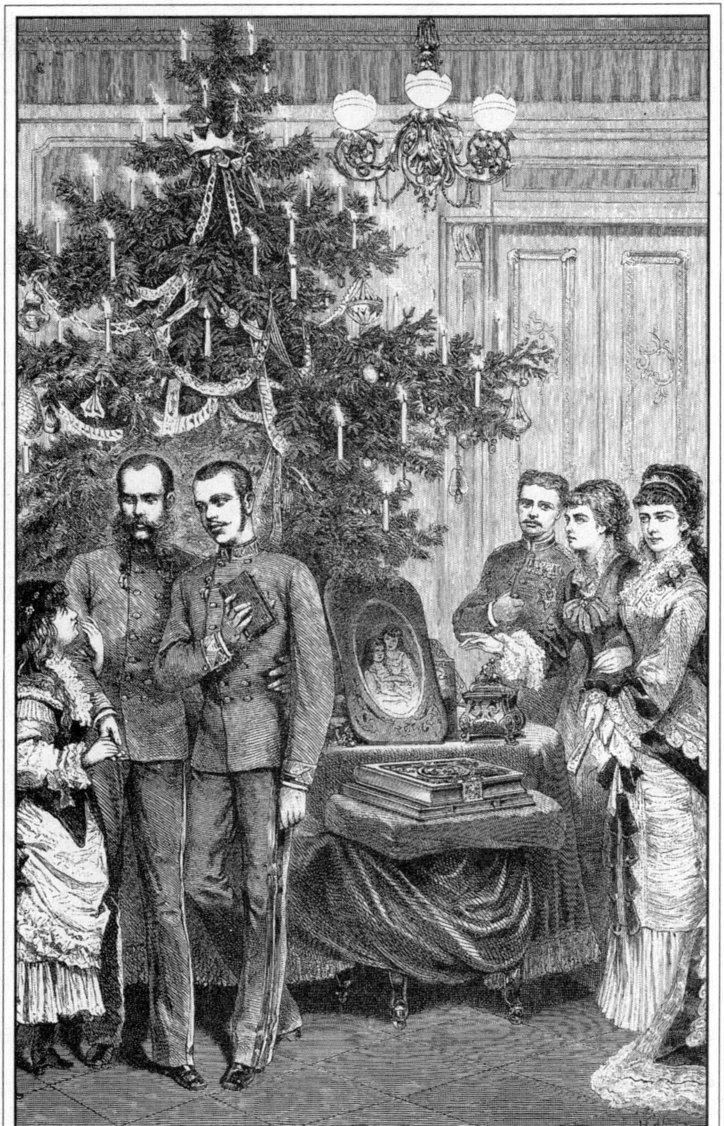

eine gänzlich andere Auffassung von der Stellung der Frau in der Ehe hat als diese selbst.

Scheidung kam nicht in Frage, und so war es vielleicht keine schlechte Lösung, daß die Eheleute sich einfach immer mehr aus dem Weg gingen.

Bleibt also die Frage: Wie haben sich die beiden getröstet, sprich: *Wer mit wem?* Von Franz Joseph sind viele Liebschaften überliefert. Von seiner längeren Affäre mit der Eisenbahnergattin Anna Nahowski wird vermutet, daß daraus mehrere Kinder folgten. Darüber jedoch bewahrte die Geliebte zeitlebens Stillschweigen, was ihr um so leichter gefallen sein dürfte, als ihr die Trennung vom kaiserlichen Bett mit 200 000 Gulden versilbert wurde. Die nächste ernsthafte Affäre des Kaisers fädelte die energische und selbstbewußte Sisi selbst ein. Das war die Beziehung zur Burgschauspielerin Katharina Schratt. Sie war 33, der Kaiser 56, als Sisi diese „Freundschaft" in die Wege leitete. Sisi wollte ihren Gatten versorgt und in Gesellschaft wissen, auf daß sie selbst mit um so reinerem Gewissen wieder die Koffer packen konnte. Weilte Sisi am Wiener Hof, zeigte sie öffentlich ihre freundschaftlichen Gefühle für die selbst erwählte Nebenbuhlerin, lud sie häufig ins Schloß ein. Selbst zu den wenigen Reisen, auf denen Sisi den Kaiser noch begleitete, wurde auch Frau Schratt als Dritte im Bunde herzlich eingeladen.

Die war es erst recht zufrieden, zeigte sich doch der Kaiser als äußerst spendabler und höchst aufmerksamer Liebhaber. Wenn er das denn war, und das Ganze nicht doch nur eine pla-

Bild links: Weihnachtsabend in der Hofburg in Wien (v.l.n.r.: Erzherzogin Valerie, Kaiser Franz Joseph, Kronprinz Rudolf, Prinz Leopold von Bayern, Erzherzogin Gisela, Sisi)
An den wenig festlichen, eher muffigen Blick der Kaiserin hatte sich die Familie zu dieser Zeit längst gewöhnt. Man war schon froh, dass sie überhaupt kam ...

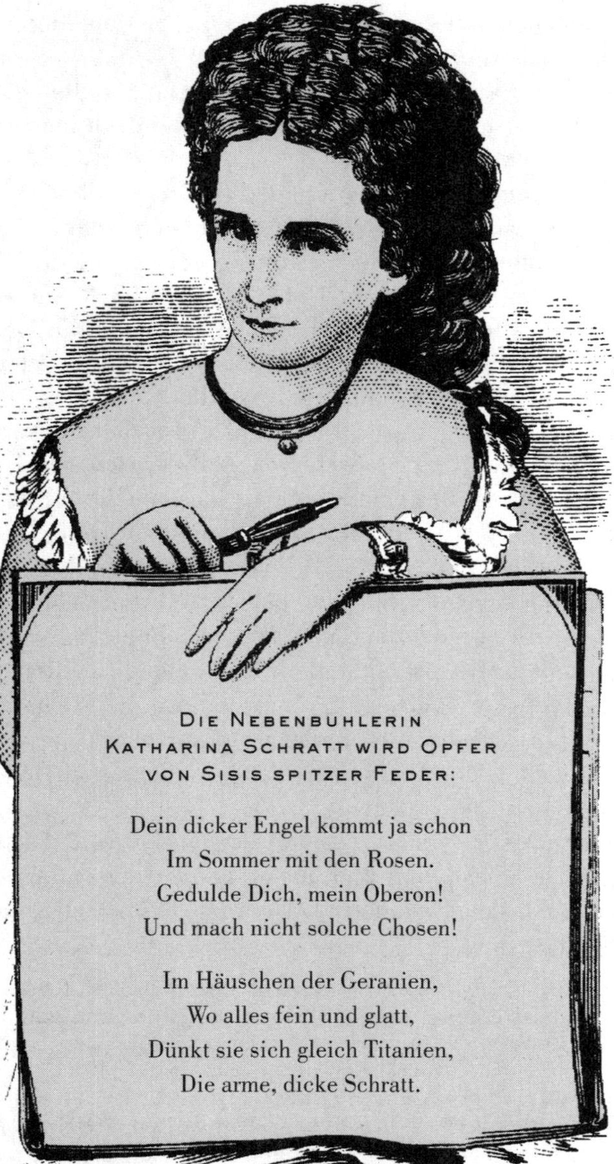

Die Nebenbuhlerin
Katharina Schratt wird Opfer
von Sisis spitzer Feder:

Dein dicker Engel kommt ja schon
Im Sommer mit den Rosen.
Gedulde Dich, mein Oberon!
Und mach nicht solche Chosen!

Im Häuschen der Geranien,
Wo alles fein und glatt,
Dünkt sie sich gleich Titanien,
Die arme, dicke Schratt.

tonische Freundschaft geblieben ist, wie manche Historiker vermuten. (Das hieße nun aber wohl doch, einem Vertreter des männlichen Geschlechts zuviel Ehre anzutun ...)

In Sisis Herzen lodert Pusztafeuer

Sisi orientierte sich in Liebesdingen dieweil etwas weiter östlich, im schönen und politisch heiß umkämpften Ungarland. Mochte man über ihr politisches Engagement auch denken, was man wollte – die meisten modernen Historiker siedeln es irgendwo bei Null an – für die Ungarn hat sie sich wirklich in die Bresche geworfen. Die zentrale Rolle bei diesem Engagement spielt der damals 43-jährige Graf Gyula Andrassy, Anführer der Aufständischen und Idol aller Ungarn. Nach der gewaltsamen Niederschlagung des Ungarn-Aufstands von 1849 wurden er und seine Mitstreiter zum Tode verurteilt. Urteile, die immerhin Kaiser Franz Joseph unterschrieb. Graf Andrassy konnte entkommen, seine Freunde jedoch wurden hingerichtet.

Sisi war empört und drängte den Kaiser energisch auf Aussöhnung mit dem Nachbarn. Endlich, 1867, ist es soweit: Die trotzigen Ungarn bekommen ihre alte Verfassung wieder, mit der Krönung von Franz Joseph zum König von Ungarn wird der neue Doppelstaat aus der Taufe gehoben. Graf Andrassy wird offiziell begnadigt und zum Ministerpräsidenten von Ungarn ernannt. Der Vielvölkerstaat ist damit fürs erste gerettet. An dieser Aussöhnung hatte Sisi mit ihrer Hartnäckigkeit und in diesem Fall durchaus politischen Einsicht gewiß großen Anteil.

Die kam jedoch nicht von ungefähr. Denn inzwischen hatten sich zwischen ihr und dem schmucken Grafen Andrassy zarte

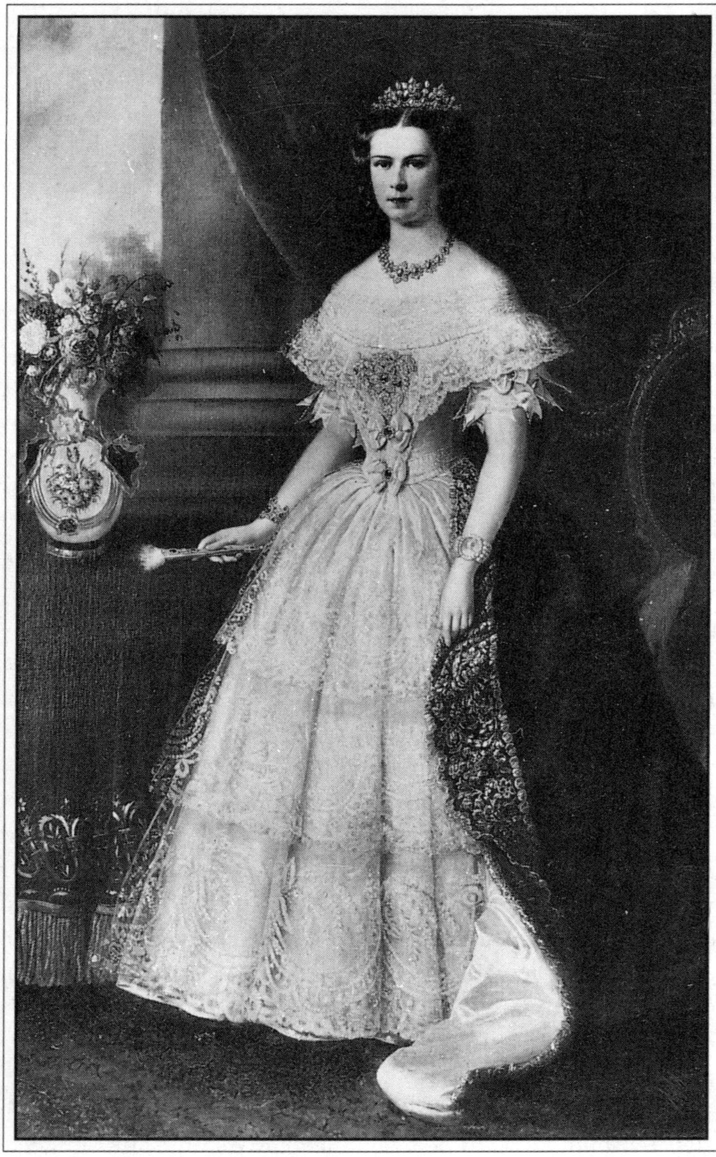

Bande angesponnen – wahrhaft eine staatstragende Affäre – die vom ungarischen Volk mit Wohlwollen registriert wurde. Und dazu beitrug, daß Sisi mit der Krönung zur Königin der Magyaren am 8. Juli 1867 auch zur „Königin der Herzen“ aller Ungarn wurde. Das dankbare Volk schenkte seinem Herrscherpaar zur Krönung das Schlößchen Gödöllö bei Budapest – es sollte fortan Sisis Lieblingsort werden. (Sehr zum Verdruß der Wiener Untertanen und des österreichischen Hofes, der einmal mehr in Erklärungsnot geriet.)

Daß Sisi sich so leidenschaftlich für Ungarn und deren Anführer begeisterte, ist so verwunderlich nicht. Die temperamentvolle, ungezügelte Wesensart der Menschen kam ihrem Naturell sehr entgegen, gemeinsam hatte sie mit diesen Menschen die Liebe zu den Weiten der herrlichen ungarischen Puszta, den prächtigen wilden Pferden, abendlichen Festen am Lagerfeuer mit romantischen Zigeunerweisen und feurigen Tänzen. Das alles lag so viel mehr auf der Linie von Sisi als die steife Etikette des Wiener Hofes!

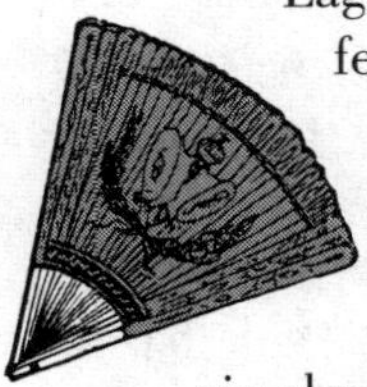

Kein Wunder, daß sie wie Wachs unter den sensiblen Händen des Grafen schmolz, zumal sie ohnehin eine einsame Frau war, die sich wie alle anderen in ihrem Alter nach Liebe und Zärtlichkeit sehnte. Wie ein verliebter Teenager spricht sie nur von ihrem „lieben Ungarland“, lernt eifrig die ungarische Sprache und trägt provozierend die Landestracht der Nachbarn. Mit dem feurigen Grafen Andrassy verbringt sie romantische Tage in Bad Ischl und später immer häufiger in Gödöllö.

Bild links: ELISABETH, KAISERIN VON ÖSTERREICH UND KÖNIGIN VON UNGARN, GEMALT VON FRANZ RUSS, 1863.

Mutterglück mit zwei Vätern

Wie eine Bombe platzt da die Nachricht am Wiener Hof, daß die Kaiserin wieder Mutterfreuden entgegensieht. Noch heute zweifeln Kenner der Sisi-Biographie an der Vaterschaft des Kaisers Franz Joseph. Viel wahrscheinlicher ist, daß Graf Andrassy der Vater des vierten Kindes von Sisi ist. Manche Berichterstatter behaupten zwar, daß eine kurze Verliebtheit zwischen Franz Joseph und Sisi zu neuem Mutterglück geführt habe – andere wiederum sagen, daß die Beziehung zwischen dem Kaiserpaar selten eisiger war als gerade zu der Zeit, wo Sisi das Kind hätte empfangen müssen.

Für den Grafen Andrassy sprechen jedoch mehrere Faktoren: Selbstbewußt bringt Sisi dieses Kind am 22. April 1868 in Ungarn zur Welt. Ein Affront für die Österreicher und den Kaiser! Und auch bei der Namensgebung hat sich die inzwischen resolute Mutter durchgesetzt: Valerie sollte ihr Nesthäkchen und späteres Lieblingskind heißen. Noch ein Affront! Denn diesen Namen gab es weder in der Familie von Sisi, den Wittelsbachern, noch bei den Habsburgern. Hingegen, so berichtet der Sisi-Biograph Rudolf Reiser in der Süddeutschen Zeitung, hieß die Region um Budapest früher einmal „Valeria". Welch Zufall … Wie dem auch sei – entsprechend damaligen Gepflogenheiten bei Hofe wurde der Skandal vertuscht und der Kaiser machte gute Miene dazu.

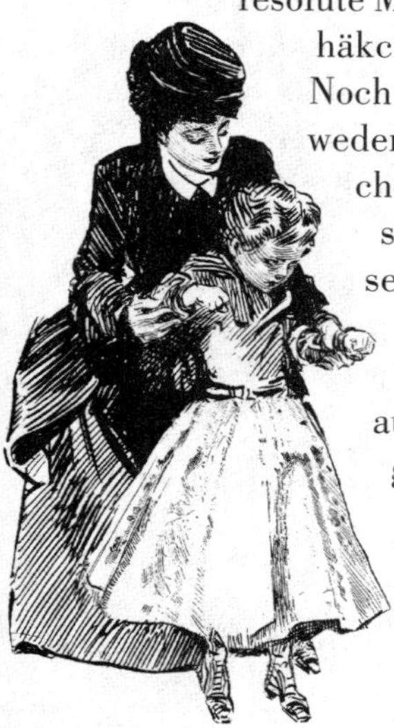

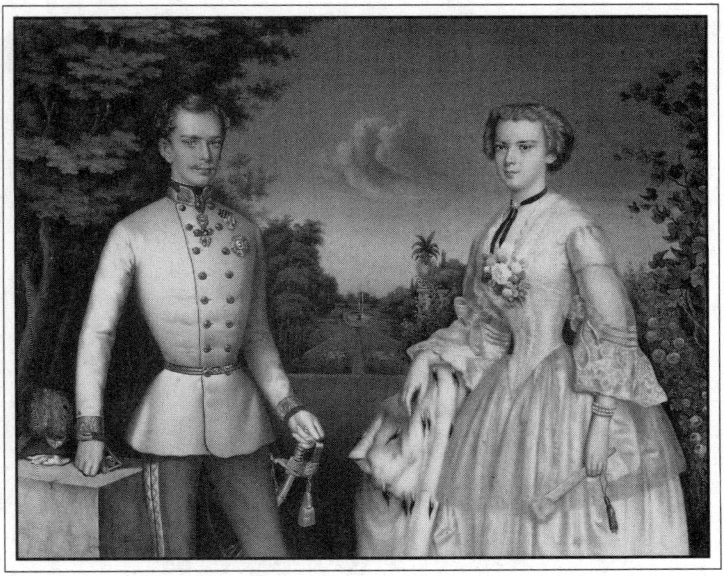

Bild oben und nächste Seite: DICHTUNG UND WIRKLICHKEIT.
Sisi und Kaiser Franz Joseph im richtigen Leben und Romy Schneider und Karlheinz Böhm auf dem Filmplakat. Das Gemälde, Porzellanmalerei übrigens, entstand während der Verlobungszeit der beiden. Die Unterschiede sind frappierend: Während Kaiser Franz Joseph auch im wirklichen Leben noch recht zufrieden ausschaut über diesen guten Fang, blickt seine Verlobte den Maler doch eher verstört an. Ganz anders Romy: Nicht der Schatten eines Zweifels in ihrem lieblichen Gesicht – alles eitel Sonnenschein!

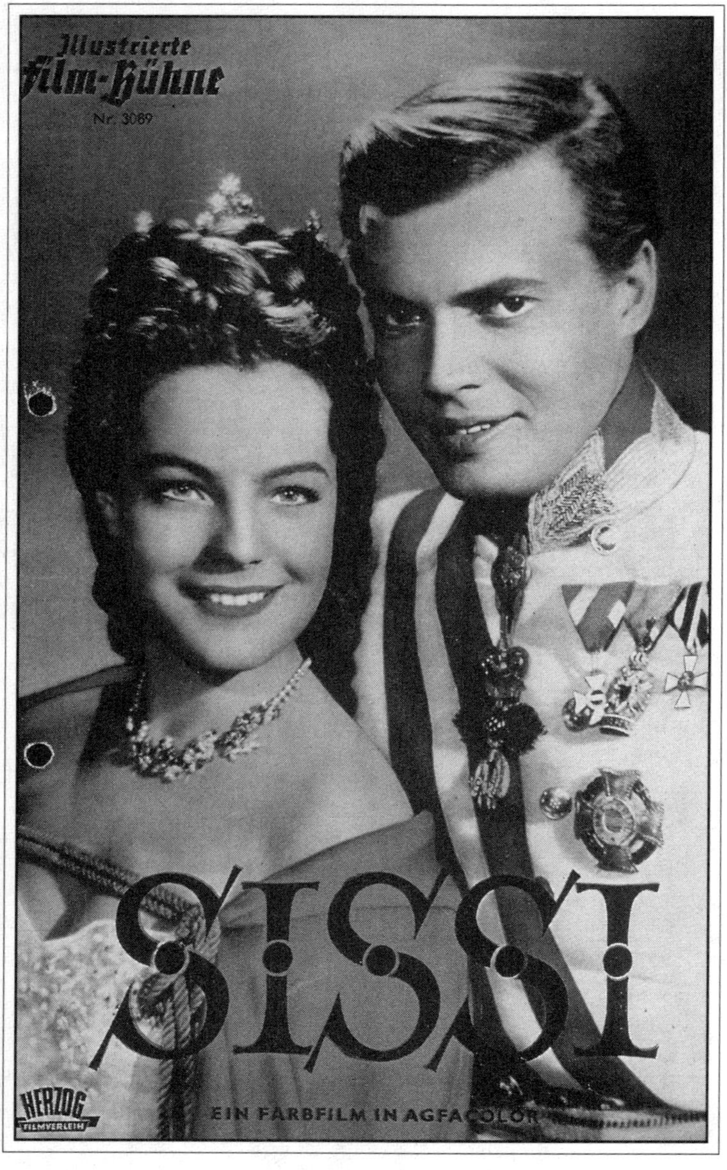
Illustrierte
Film-Bühne
Nr. 3089
SISSI
HERZOG
FILMVERLEIH
EIN FARBFILM IN AGFACOLOR

Heimlichkeiten mit dem Märchenkönig

Noch ein anderer Mann spielte im Leben von Sisi eine wichtige Rolle, wenngleich auch wirklich nur eine platonische: König Ludwig II., der sagenumwobene Märchenkönig von Bayern und Sisis Cousin. Obgleich in ihrer Kindheit fast Nachbarn – Ludwig wohnte gegenüber von Possenhofen in Berg am Starnberger See –, kamen sich die beiden nach kurzer Bekanntschaft in der Kindheit doch erst im Erwachsenenalter richtig näher. Sisi war 26, der Märchenkönig 18 Jahre alt, als sie in Bad Kissingen auf langen Spaziergängen ihre Seelenverwandtschaft entdeckten. Fast zwanzig Jahre, bis zum tragischen Tod von Ludwig, sollte die innige Verbundenheit halten. Oft trafen sich die Freunde in Possenhofen, auf der nahe gelegenen, verschwiegenen Roseninsel oder unternahmen gemeinsam Reisen.

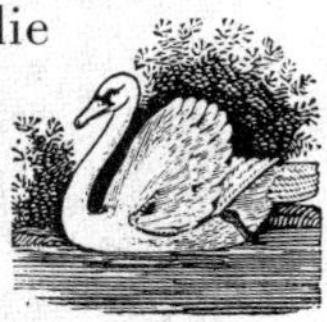

Unstrittig haben sich hier zwei verwandte Seelen gefunden. Stundenlang tauschen sich die beiden über Literatur, Kunst und Musik aus, philosophieren über den Sinn der Welt und nicht selten den des eigenen Daseins. Selbst die zahlreichen Leiden und Wehwehchen, unter denen beide immer wieder leiden, sind ein dankbarer Gesprächsstoff. Umweht vom Duft der Rosen, dankenswerterweise fernab von den banalen Problemen der Welt, spinnen sich Ludwig und Sisi in ihre Träume ein. In Zeiten der Trennung schreiben sie sich zärtliche Briefe, in romantische Verse gekleidet. Und als Sisi, die gerade in Feldafing in der Nähe weilt, von seinem plötzlichen Tod erfährt, ruft sie empört aus: „Ermordet hat man ihn!“ Ein Umstand, über den sich Bayerns Bewohner noch heute, über 100 Jahre später, uneins sind. Zumindest gibt es noch genug, die Sisis Theorie unterstützen …

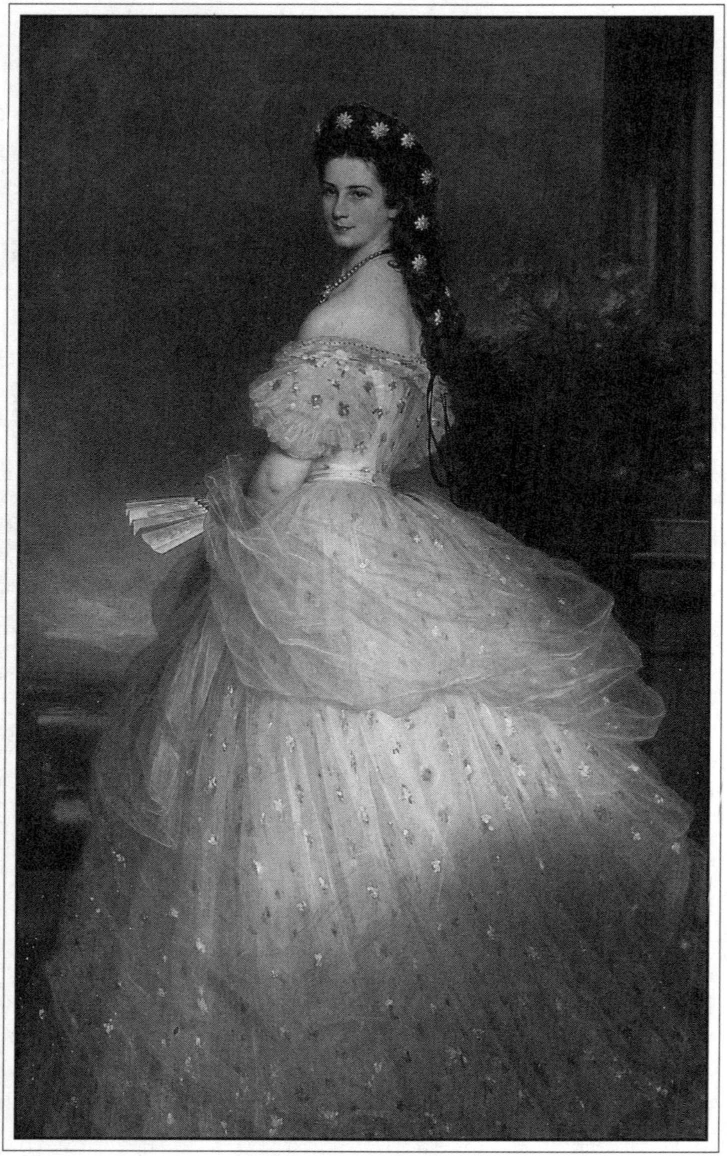

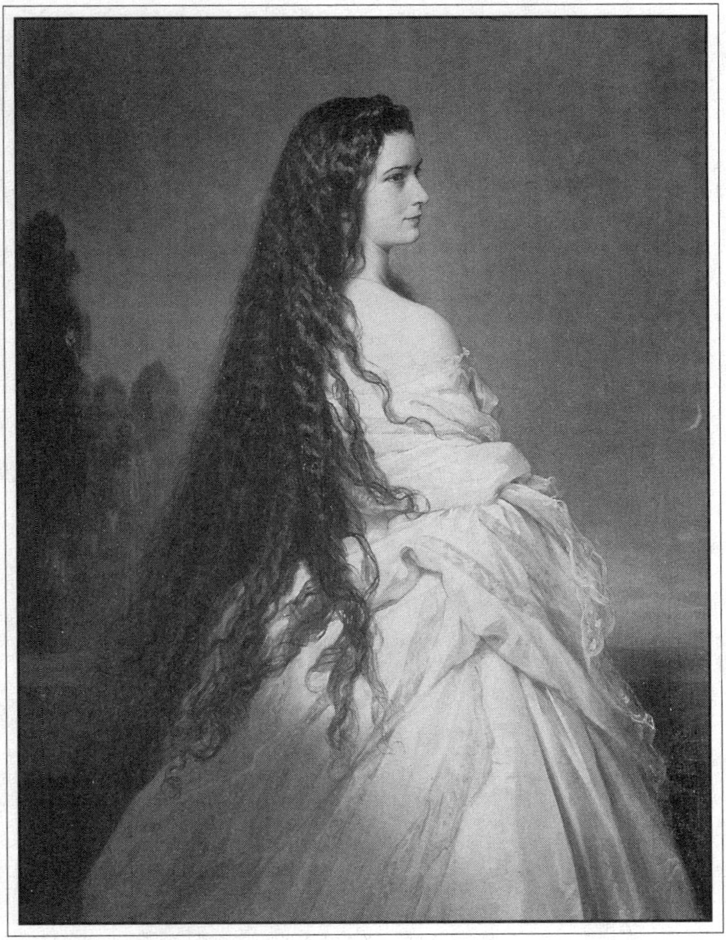

Die beiden berühmtesten Gemälde des Sisi-Malers Franz Xaver Winterhalter (dem böse Zungen unterstellen, das seine Bilder etwas „geschönt“ sind). *Links:* Stoff satt, das ist das Geheimnis von Sisis berühmtester Robe, in der sie auf dem Wiener Hofball alle anderen Damen in den Schatten stellte. *Oben:* Nun sage noch einer, daß Haare nichts mit Erotik zu tun haben ...

Zärtliche Zeilen …

Sisi an Ludwig:

„Du Adler, dort hoch auf den Bergen,
Dir schickt die Möve der See
Einen Gruss von schäumenden Wogen
Hinauf zum ewigen Schnee.

Einst sind wir einander begegnet
Vor urgrauer Ewigkeit
Am Spiegel des lieblichsten Sees,
Zur blühenden Rosenzeit –“

Ludwig an Sisi:

„Der Möve Gruss von fernem Strand
Zu Adlers Horst den Weg wohl fand.
Er trug auf leisem Fittig-Schwung
Der alten Zeit Erinnerung.“

Todessehnsucht nach einem langen Weg

Melancholie und Depressionen verfolgten die Kaiserin ein Leben lang, wie ihre Leibärzte bestätigen (doch davon später noch mehr). Des Lebens war sie schon früh überdrüssig – es stimmt tatsächlich, daß sie sich von dem Schock über den Verlust ihres Sohnes Rudolf nie erholt hatte. Mit Sorge beobachtete die Kaiserin, der die Pflege ihrer Schönheit und Schlankheit über alles ging, den langsamen Verfall ihrer Jugend. Immer schwerer und entbehrungsreicher wurden die quälenden Hungerkuren für die schlanke Taille, immer mehr Opfer forderte die Pflege des langen Haares, das dünner und grau wurde, immer mehr Sorgen bereitete ihr der Zustand ihrer Zähne (die sie auf späteren Fotos wohlweislich hinter Fächern versteckte). Tatsächlich sieht man auf vielen Fotos der älteren Sisi eine griesgrämige, muffige Frau, die nicht mehr viel von der ursprünglichen Abenteuerlust und Lebensfreude erkennen läßt.

Mit ihrer Ehe war sie ohnehin schon fast 20 Jahre vor dem Tod fertig. Anläßlich ihrer Silberhochzeit wurde am 23. April 1879 noch einmal ein pompöses Fest in Wien gefeiert, das der Hochzeit nicht viel nachstand. Sisi widerte das nur an, konsterniert äußerte sie gegenüber ihrer Nichte Maria Wallersee, 25 Ehejahre seien genug und weiß Gott kein Grund zum Feiern. Hochauffällig die Parallelen zur Hochzeit: Während Kaiserfamilie und Volk jubelten und gerührt waren, stand Sisi diesmal nur mißmutig neben ihrem Gatten. Ihre respektlose Nichte Marie Luise beschreibt sie so: „Die Kaiserin machte beim Fest meist eine Miene wie eine indische Witwe, die verbrannt werden soll.“ Ihrem Mann zeigte sie längst nur noch die kalte Schulter, wimmelte ihn durch Kammerdiener ab, wann immer er sich nähern wollte – oder war ganz einfach auf Reisen. Das süße Kind von der Blumenwiese in Ischl hatte sich zur frustrierten Ehefrau gemausert.

Jahre vor ihrem gewaltsamen Tod soll Sisi einmal geäußert haben: „Ich ersehne den Tod, ich bin bereit zu sterben, ich wünsche nur, daß ich nicht viel und lange leiden muß. Ich wünsche mir einen schnellen, schmerzlosen Tod. Ich möchte nicht in meinem Bette sterben." So überliefert zumindest Clara Tschudi die Worte der Kaiserin.

So betroffen damals die Zeitgenossen waren, und so schrecklich der Mord auch für unsere Generation noch ist: Der Wunsch der Kaiserin wurde erhört. Der Tod ereilte sie am 10. September 1898 mittags gegen zwei Uhr, rasch und nahezu schmerzlos, wie die Überlieferung berichtet. Der Mörder, ein wirrer italienischer Anarchist, rempelte die Kaiserin vor dem Genfer Hotel Beau Rivage an, als sie auf dem Weg zum Schiff war, das sie nach Montreux bringen sollte. Unauffällig stieß er ihr dabei eine fein gespitzte Feile ins Herz. Die Kaiserin fiel um, stand aber wieder auf und sagte: „Mir ist nichts geschehen." Niemand in ihrer Umgebung hatte offenbar bemerkt, was überhaupt passiert war. Sisi lief noch weiter zum Schiff, wo sie an Deck zusammenbrach. Sie wurde umgehend ins Hotel gebracht, dort starb die Kaiserin von Österreich wenig später. Standesgemäß wurde sie in der Kapuzinergruft in Wien beigesetzt.

Heutige Mediziner bestätigen, daß die Kaiserin nicht leiden mußte und daß es nicht verwunderlich sei, daß sie noch einmal aufstand und weiterging. Denn die Feile war sehr spitz und deshalb verursachte die Wunde wenig Schmerzen und geringe Blutung. Dies führte letztendlich auch dazu, daß die Herztätigkeit erst mit Verzögerung versagte.

Bild rechts: Das Kaiserpaar in Bad Kissingen. Bei dem im Frühjahr 1898 entstandenen Foto handelt es sich um die letzte Aufnahme der Kaiserin vor ihrer Ermordung.

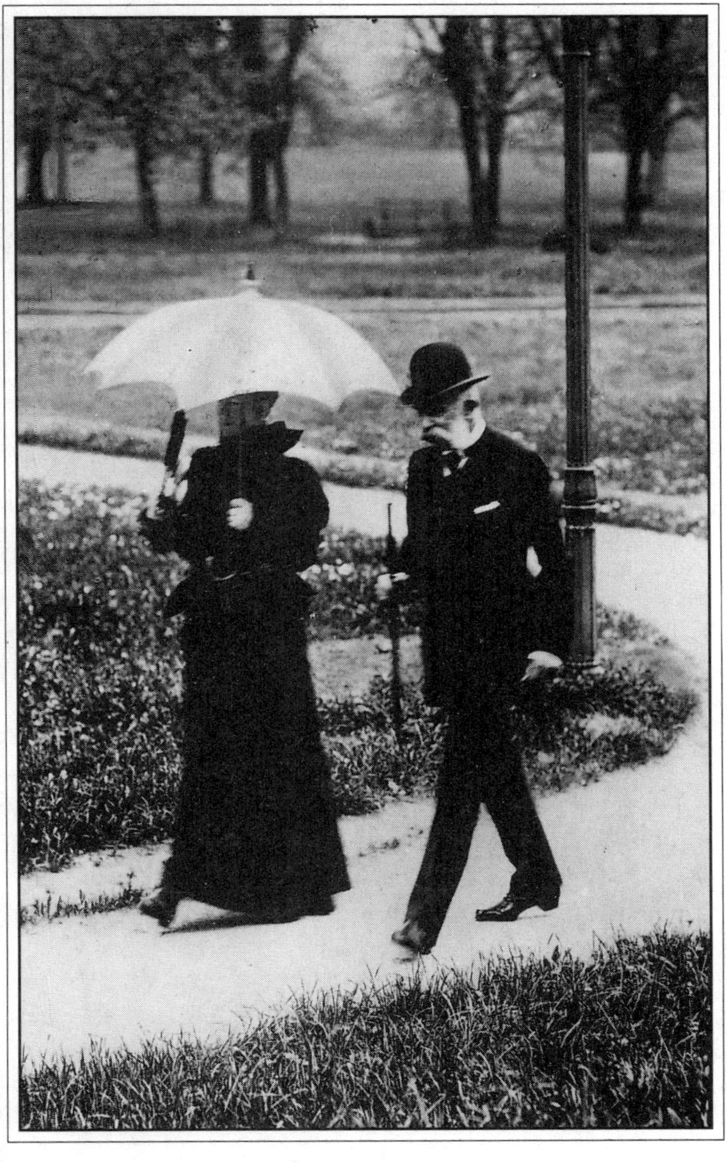

EIN LEBEN *FÜR DIE* SCHÖNHEIT

Gewiß, die schönsten Frauen unserer Zeit leben auch nicht gerade üppig. Sie knabbern artig am Salat, trinken kalorienfreies Mineralwasser, gehen täglich zum Fitneßtraining und früh ins Bett. Sie machen Gesichtsmasken, Ganzkörperpeelings und Haarpackungen, sie nehmen Massagen und gehen in die Sauna.

Das alles tat Sisi auch. Fatalerweise aber noch ein bißchen mehr … Und während moderne Schönheitsgöttinnen neben all der Pflege durchaus noch Zeit finden, mit ihrem Aussehen zum Beispiel als Fotomodell viel Geld zu verdienen, war Sisis Tagesablauf zur Gänze mit den Bemühungen um ihre Schönheit ausgefüllt. Bei dem Pensum blieb auch beim besten Willen keine Zeit mehr für Empfänge am Hof, für Besuche bei Armen, Kranken und Waisenkindern.

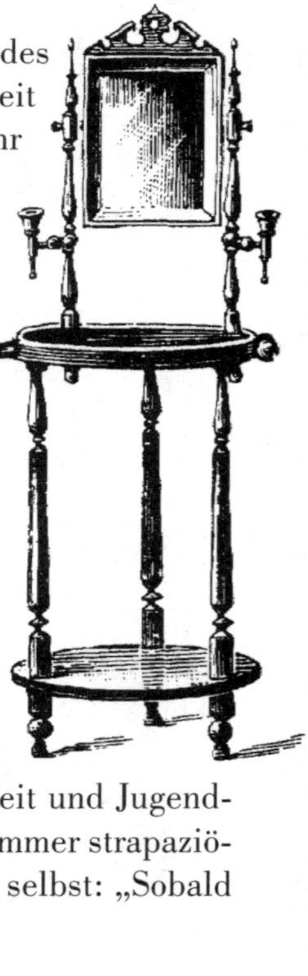

Für ihr blendendes Aussehen brachte Sisi jedes auch noch so hartes Opfer. Von ihrer Schönheit war sie besessen. Und vor nichts hatte sie mehr Angst als vor dem Alter und körperlichem Verfall. Ihre Umwelt hatte erheblich darunter zu leiden, manche machten sich Sorgen um sie, andere spotteten über diesen Schönheitskult. Wie etwa ihre boshafte Nichte Marie Larisch: „Sie betete ihre Schönheit an wie ein Heide seine Götzen und lag vor ihr auf den Knien … Sie sah ihre Lebensaufgabe darin, jung zu bleiben, und all ihr Sinnen drehte sich um die besten Mittel zur Erhaltung ihrer Schönheit."

Doch der Kelch des Älterwerdens ging auch an der Kaiserin nicht vorbei. Mit den Jahren wurden die Bemühungen, ihre Schönheit und Jugendlichkeit so strahlend wie ehedem zu erhalten, immer strapaziöser und zeitraubender. Mißmutig bemerkt Sisi selbst: „Sobald ich mich altern fühle, ziehe ich mich ganz von der Welt zurück. Es gibt nichts ‚Grauslicheres', als so nach und nach zur Mumie zu werden und nicht Abschied zu nehmen vom Jungsein. Wenn man dann als geschminkte Larve herumlaufen muß – Pfui! Vielleicht werde ich später immer verschleiert gehen, und nicht einmal meine nächste Umgebung soll mein Gesicht mehr erblicken."

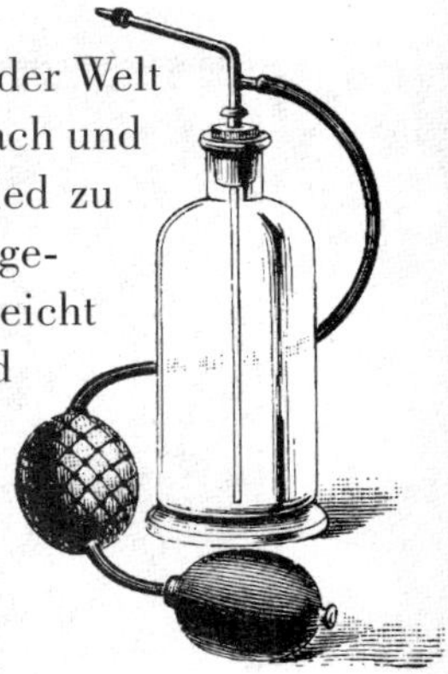

Keine Fotos, bitte!

Den Abschied vom Jungsein hat sie nie geschafft. Noch mit 50 hungerte sie gegen die Alterspfunde an, kämpfte mit Masken und Cremes verbissen gegen jede einzelne Falte, und trainierte stundenlang jeden einzelnen schlaffer werdenden Muskel. Die Hofdamen wußten wohl um Sisis Eitelkeit: Ausgefallene Haare beim Kämmen wurden rasch an einem Klebeband unter der Schürze vor den sorgenvollen Blicken der Kaiserin versteckt. Dabei kannte Sisi keine Gnade gegen sich selbst – dummerweise aber auch nicht gegen andere, ihre Hofdamen etwa, die beim Joggen stets mitkeuchen mußten. Oder jene Menschen am Hofe, die mit ihr die Mahlzeiten einnahmen. Sie müssen wohl früher oder später heimlich gegessen haben. Denn das wenige, das die Kaiserin zu sich nahm, hatte sie in ein paar Minuten verzehrt. Und leider war es nun mal so Sitte, daß alle anderen auch zu essen aufhören mußten, wenn die Kaiserin fertig war …

Eines hat sie jedoch wahr gemacht: Ihr alterndes, mageres, faltiges Gesicht hat wirklich kaum noch jemand zu sehen bekommen. Im höheren Alter waren entweder ein Fächer oder ein Schirm ihr Markenzeichen. Diese wurden sofort vor das Gesicht gehalten, wenn ein Fotograf in ihre Nähe kam. Die weni-

Schönheit – die edelste Waffe einer Frau

Dumm war sie ja nicht, die Liese aus Possenhofen. Und nebst ihrem scharfen Verstand und ihrer Intelligenz wußte sie als erwachsene Frau auch sehr bald die typisch weiblichen Waffen geschickt für ihre Zwecke einzusetzen. Das Volk vergötterte und bewunderte seine Kaiserin. Und das wußte Sisi sehr wohl gegen ihre Schwiegermutter und andere Widersacher am Hof zu nutzen. Wollte man ihre Schönheit für repräsentative Zwecke einsetzen, so hatte man sich auch ihrem Willen zu beugen. Die Kaisermutter Erzherzogin Sophie bekam bald zu spüren, welche Macht das schöne Kind aus Bayern ausübte – ganz besonders auf ihren Gatten, der sich von der Mama bald nicht mehr allzu viel sagen ließ. Denn trotz aller Differenzen in der Ehe: Kaiser Franz Joseph war und blieb der glühendste Verehrer ihrer Schönheit. Und hat wohl nicht zuletzt deshalb manche Kapriolen seiner Gattin klaglos hingenommen. Und viele ihrer ausgefallenen Wünsche erfüllt...

gen Bilder, die es aus den letzten Jahren von ihr gibt, sollen sogar teilweise schon retuschiert sein. Porträts hat sie keine mehr malen lassen.

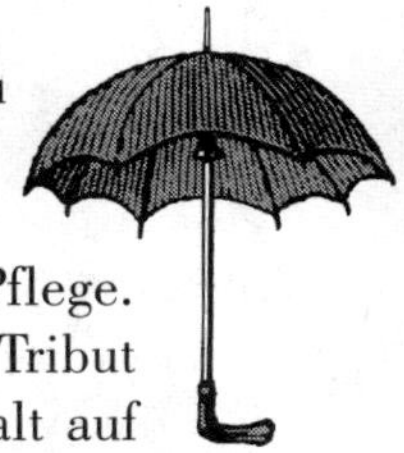

Und so bleibt uns, der Nachwelt, nur darüber zu spekulieren, wie sie im Alter wohl wirklich ausgesehen hat. Nach heutigen Erkenntnissen muß sie viele, viele Falten gehabt haben – trotz aller Pflege. Die Hungerkuren und die Magerkeit haben ihren Tribut gefordert, genauso wie der monatelange Aufenthalt auf See in Wind und Wetter und in der Sonne (ohne Lichtschutzfaktor!).

Einer der wenigen Augenzeugen, Fürst Alfons Clary-Aldringen, bestätigt diese Vermutung. Er und seine Schwester sahen die Kaiserin, als sie noch kleine Kinder waren. Später erzählen die beiden ihrer Großmama von dieser zufälligen Begegnung, die zu ihnen sagt: „Kinder, vergeßt nie diesen Tag, an dem ihr die schönste Frau der Welt gesehen habt!" Frech antwortet der kleine Alfons Clary: „Aber Großmama, ihr Gesicht ist ja voller Runzeln!" Das hat dem Buben eine saftige Ohrfeige eingebracht.

Die schönste Frau der Welt

Zeitlebens hielt Sisi eisern ihr Gewicht unter 50 Kilogramm bei einer Größe von 172 Zentimetern. Ihr Taillenumfang betrug zierliche 50 Zentimeter. Das allein war in der damaligen Zeit schon eine Sensation, war es doch seinerzeit eher üblich, daß Frauen früh, schon um die dreißig, den sogenannten „Matronenspeck" ansetzten.

Kein Gramm Fett am Körper, durchtrainierte Muskeln, eine Haut wie Milch und Honig, ein ebenmäßiges klassisch schönes Gesicht mit strahlend blauen Augen und dichte, seidig glänzende braune Haare, die ihr bis zu den Hüften reichten: Wo immer Sisi auf Bällen und Empfängen auftauchte, stahl sie allen anderen Frauen die Schau.

Kein Wunder. Mit natürlicher Schönheit gesegnet, die sie mit eiserner Disziplin pflegte, wußte Sisi zudem noch vortrefflich, wie sie ihre Wirkung durch kunstvolle Haarfrisuren und geschmackvolle, prächtige Roben stets am besten zur Geltung bringen konnte.

Hier nur eine kleine Auswahl bewundernder Stimmen ihrer Zeitgenossen:

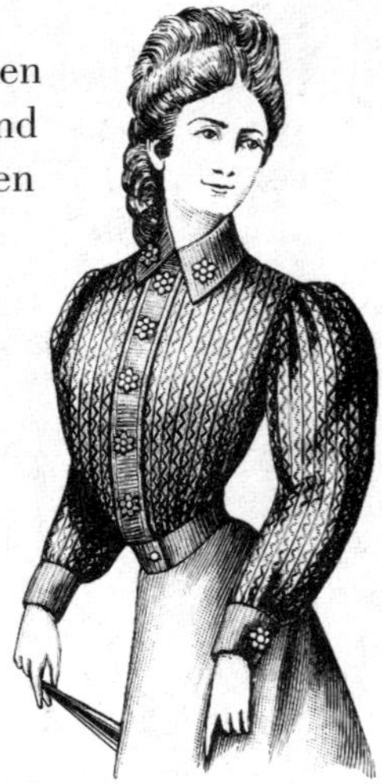

KAISER WILHELM II.: *„... die schönste Frau der Welt“*

KRONPRINZESSIN VIKTORIA VON PREUSSEN: *„Ihre zwar nicht ganz regelmäßige Schönheit ist unübertrefflich. Ich habe nie etwas so Blendendes oder Pikantes gesehen. Die Gesichtszüge sind nicht so schön, als sie auf den meisten Bildern dargestellt sind, aber der Gesamteindruck ist viel liebreizender, als irgendein Gemälde es auch nur im entferntesten wiederzugeben vermag.“*

GENERAL MOLTKE: *„... noch anziehender als schön“*

HOFDAME MARIE FESTETICS: *„Sie ist die Verkörperung des Begriffes Lieblichkeit. Einmal denke ich, sie sei eine Lilie, dann wieder: ein Schwan, eine Fee oder eine Elfe. Zum Schluß wieder*

Bild rechts: EINE FRÜHE PORTRÄTSTUDIE VON ANTON EINSLE AUS DEM JAHR 1856.
BESTECHEND IST IHR MAKELLOSER TEINT, SIND IHRE EBENMÄSSIGEN GESICHTSZÜGE UND DER DAMALS NOCH OPTIMISTISCHE, FREUNDLICHE GESICHTSAUSDRUCK.

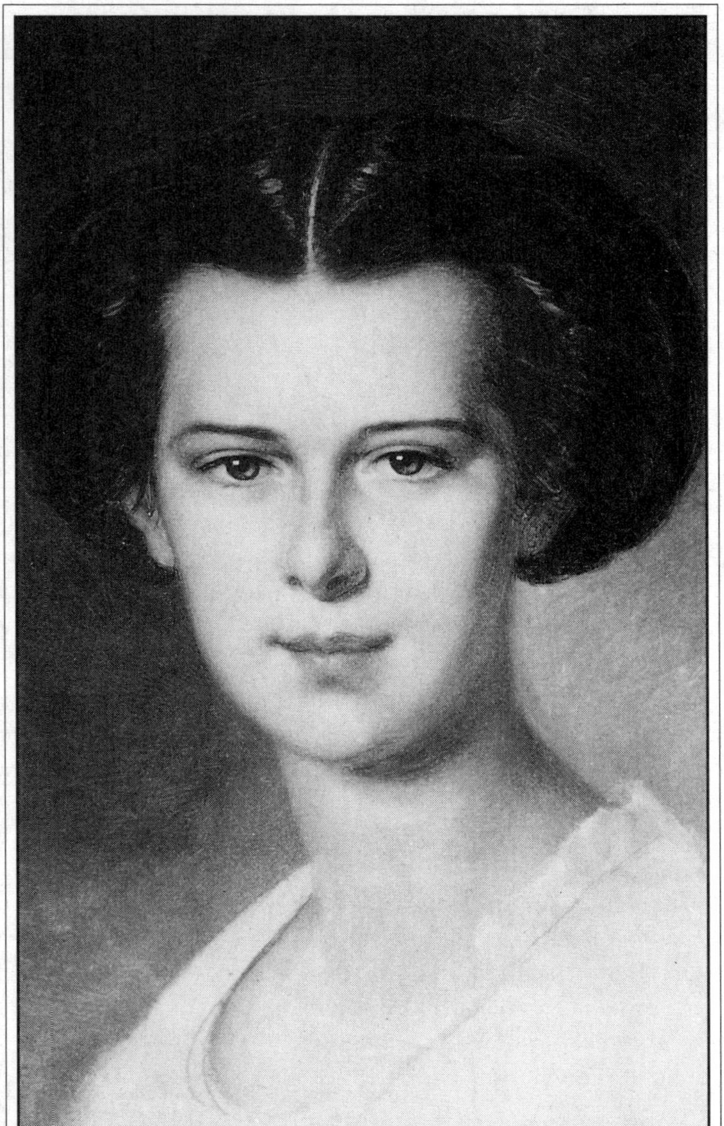

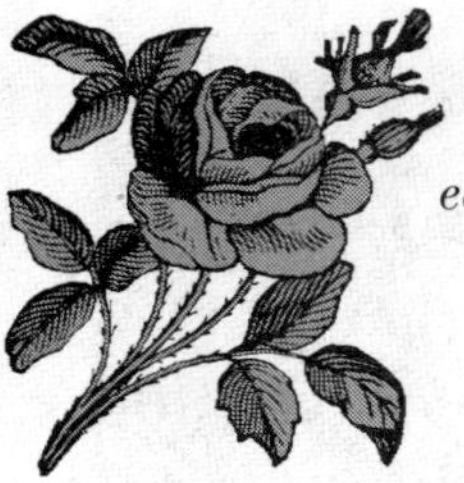

nein! Eine Königin! Vom Scheitel bis zur Sohle ein königliches Weib. In allem fein und edel.“

NASR-ED-DIN, SCHAH VON PERSIEN: *war sprachlos, als er Sisi erblickte. (Als er sich wieder gefaßt hatte, machte er Kaiser Franz Joseph spontan den Vorschlag, ihm Sisi abzukaufen. Zur Erleichterung aller Österreicher kam der Handel aber nicht zustande.)*

Ein Tag im Leben der Kaiserin

Wer es ausprobieren möchte, darf kein Langschläfer sein. Denn der Wecker klingelt um sechs Uhr morgens. Und dann gibt es keineswegs ein Frühstück.

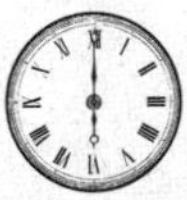

Nein, dann wird erst einmal gebadet – kalt, versteht sich, wegen der Durchblutung und der Hautpflege. Sodann folgt die Ganzkörpermassage. Bis hierher sind schon gut zwei Stunden vergangen.

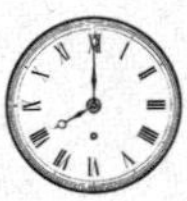

Jetzt gibt es endlich einen kargen Imbiß: Ein Gläschen Milch, etwas Obst, eventuell ein Täßchen Tee. Keine Brötchen, keine Butter, keine Marmelade. Und schon geht die harte Arbeit an der Schönheit weiter: Masken, Einreibungen mit Olivenöl und natürlich die Haarpflege.

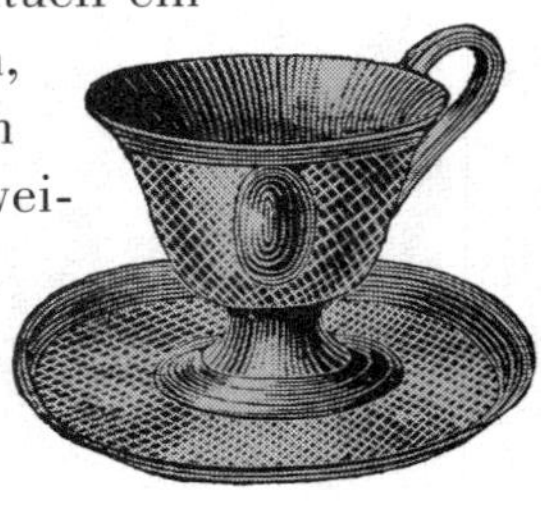

Die Haare waren Sisis ganzer Stolz. Und schon ohne Waschen, was nur alle drei Wochen gemacht wurde und dann einen ganzen Tag in Anspruch nahm, dauerte die Prozedur des Frisierens jeden Morgen drei Stunden.

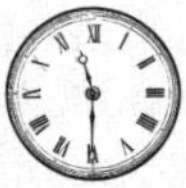

Was heißt da „Morgen"?! Der Vormittag ist inzwischen gelaufen … Noch immer trägt Majestät den Morgenmantel. Jetzt erst ist nämlich das Ankleiden dran. Dafür darf man gut und gern auch noch einmal drei Stunden veranschlagen – je nachdem, was für den Nachmittag geplant war. Etwas schneller ging es, wenn Sisi nur das Reit- oder Fechtkostüm anlegen mußte. War eine große Robe geplant, dauerte das Anziehen länger. Allein zum Schnüren ihrer berühmten Wespentaille brauchten die Hofdamen eine Stunde, mitunter ließ sich Sisi tatsächlich in ihre Kleider einnähen – das brauchte natürlich seine Zeit. (Für Nachahmer: Eine wirklich todsichere Methode gegen unerwünschte Annäherungsversuche von seiten des männlichen Geschlechts!)

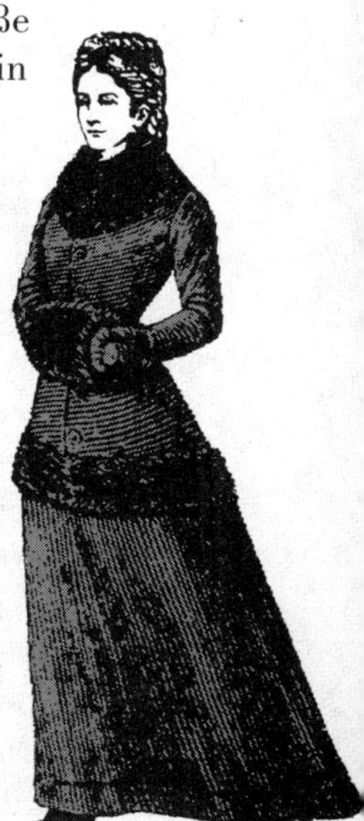

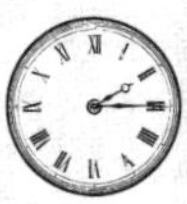

Dafür aber nahm das kaiserliche Mittagessen nur wenige Minuten in Anspruch: ein Täßchen Fleischbrühe mußte genügen.

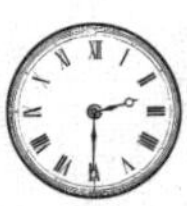

Anschließend ging es für Stunden hinaus in die Natur: Laufen war angesagt. Was Sisi machte, war zwar kein Joggen, heute würde man ihren schnellen Laufstil wohl als „Walking" bezeichnen. Dabei trimmte die Kaiserin übrigens nicht nur sich selbst, auch ihre Hofdamen wurden unfreiwillig in Form gebracht, denn sie mußten stets hinterherkeuchen.

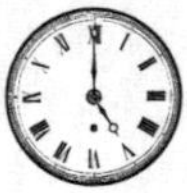

Inzwischen ist es fünf Uhr am Nachmittag – Zeit, sich für den Abend umzukleiden. Wenn die Zofen sich sputeten, blieb hinterher noch ein Stündchen zum Spielen mit den Kindern,...

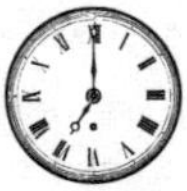

bevor es dann um 19.00 Uhr zum Familiendiner ging. Vorausgesetzt, die Kaiserin war nicht unpäßlich, denn in solchen Fällen speiste sie lieber allein in ihren Gemächern.

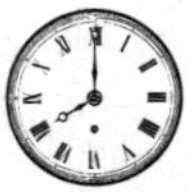

Vom Essen, an dem sie ohnehin nur nippte, zog sich Sisi bald wieder zurück, meist mit ihrer Freundin und Hofdame Ida Ferenczy, mit der sie abends noch einen kleinen Plausch hielt. Spätestens um halb elf war Zapfenstreich: Ida von Ferenczy hatte die Freundin zwischenzeit-

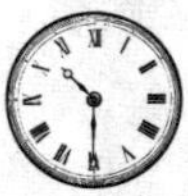

lich für die Nacht hergerichtet, das lange Haar gebürstet, die Erdbeermaske, die über Nacht auf dem Gesicht blieb, angerührt, und die nassen Laken bereitgelegt, in die sich Sisi über Nacht einwickelte, um einer Bindegewebsschwäche und Cellulite vorzubeugen.

Von süßen Träumen konnte jedoch jetzt auch keine Rede sein, denn geschlafen wurde keineswegs in Seide auf weichen Daunen, sondern in einer brettharten Eisenbettstelle ohne Kopfkissen. Da gab es auch im Urlaub kein Entrinnen: Das Bett war immer dabei.

Kein Honigschlecken, oder?

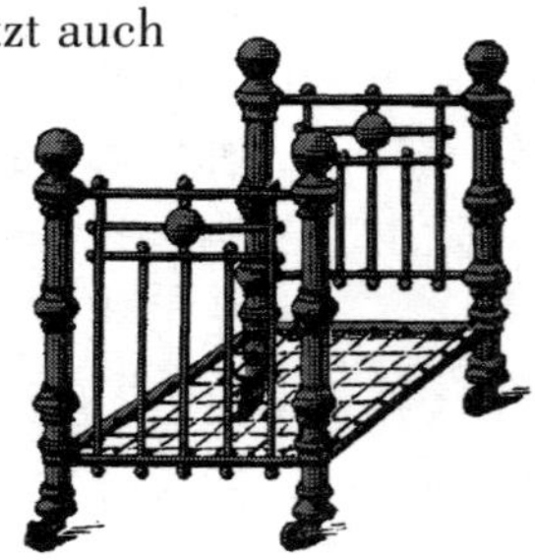

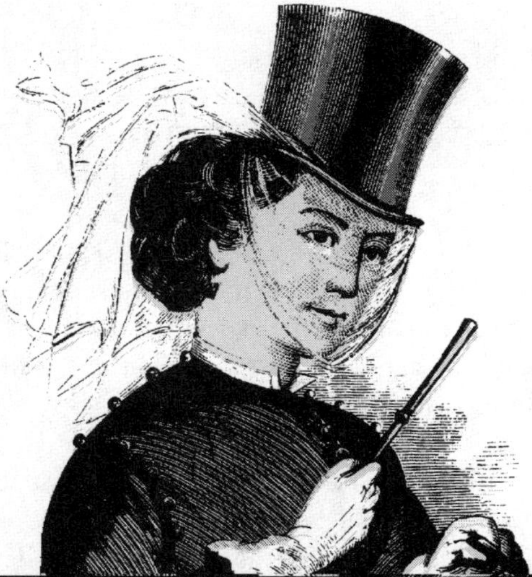

Was Sisi im Leben beschäftigte, wurde flugs in Versform gekleidet, wie etwa ihre Liebe zu den Pferden:

„Das Pferd, dies irdisch Kleinod meiner Seele,
Durch höhre Mächte ward es mir vertauscht;
Es trat das Flügelross an seine Stelle,
Und meine Seele flog nun wie berauscht."

Oder ihr Verdruss über die Menschen:

„Wird mir die Welt zu bitter,
Die Menschen zu fatal,
So schwing' ich mich aufs Flügelross
Und mach' mich von der Erde los;
Ich flieh die bösen Zwitter
Und die Canaillen all'."

Was moderne Gesundheitsapostel davon halten

In ihrer Lebensführung war Sisi ihrer Zeit weit voraus, vieles, was sie machte, entspricht genau dem, was heutige Gesundheitsexperten predigen. Wenn Sie nur in allem nicht so maßlos übertrieben hätte. Heute wissen wir: Viel hilft nicht immer viel …

■ Ein regelmässiges Leben, das dem Rhythmus der Natur angepaßt ist, ist das Beste, was man für seine Gesundheit tun kann. Und das machte Sisi goldrichtig: Mit den Vögeln aufstehen, vor zwölf zu Bett gehen, ausreichend schlafen, stets zur gleichen Zeit die Mahlzeiten einnehmen, viel an die frische Luft gehen – das bekommt Körper und Seele gut. Moderne Naturheilkundler bestätigen immer wieder, daß der Mensch als Teil der Natur am besten beraten ist, auch im Einklang mit ihr zu leben. Dies sind übrigens auch die Grundregeln der indischen Heilslehre Ayurveda, die bei uns immer populärer wird.

■ Wasseranwendungen nach Pfarrer Kneipp sind heute populärer als zu seinen Lebzeiten. Damit allerdings war Sisi ihrer Zeit gar nicht so weit voraus, denn der legendäre Wasserdoktor war ein Zeitgenosse von ihr (Sebastian Kneipp lebte von 1821 bis 1897). Sowohl die kalten Bäder wie auch die feuchten Umschläge erfüllten einen guten Zweck: Schon damals predigte Kneipp, daß Kaltwasseranwendungen Herz, Kreislauf und Gefäße stärken, die Immunabwehr verbessern, den Stoffwechsel und alle Organfunktionen kräftigen

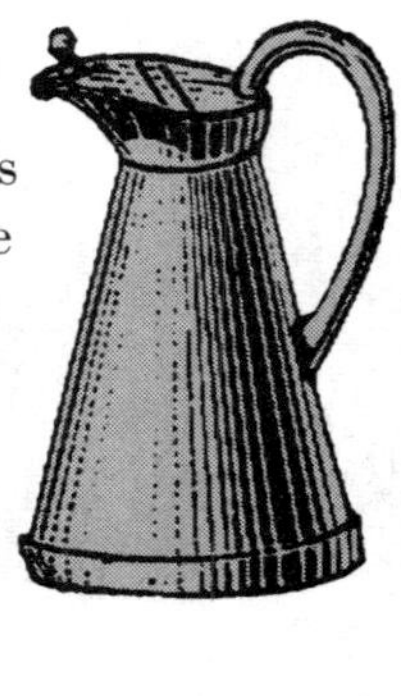

und die Haut rosig und straff machen. Hätte sich allerdings zu beider Lebzeiten bis zu Pfarrer Kneipp in Bad Wörishofen herumgesprochen, daß Sisi stundenlang im kalten Wasser lag, mehrstündige siedend heiße Dampfbäder nahm – hätte er davon erfahren, dann hätte er sich sicher mit der kaiserlichen Hoheit in Verbindung gesetzt und sie über die richtige Dosierung Kneippscher Wasseranwendungen aufgeklärt.

■ **Ein moderates Lauftraining** wird einhellig von modernen Sportärzten als idealer Fitmacher für Herz, Kreislauf, Muskulatur und Rücken empfohlen. Auch das Walking, das Sisi betrieb, ist sehr gesund. Das Zauberwort heißt hier aber wieder: moderat. Angesichts Sisis täglichem Laufpensum hätten Sportärzte die Hände über dem Kopf zusammengeschlagen! Stundenlanges Laufen bringt den Kreislauf an den Rand des Zusammenbruchs, überlastet Muskeln, Gelenke und Sehnen dauerhaft. Das führt (und so kam es auch bei Sisi) zu vorzeitigen Verschleißkrankheiten wie beispielsweise Arthrose.

■ **Kalorienbewusst leben** – das empfehlen Ärzte heute jedem zweiten Patienten. Und grundsätzlich lag Sisi nicht falsch damit, auf fettarme, frische Kost zu achten und die kalorienüberfrachteten, mehrgängigen Diners am Hofe des öfteren auszuschlagen. Nun aber gleich gar nichts mehr zu essen, das brachte ihren Stoffwechsel gehörig durcheinander, Wassersucht und Ödeme waren die Folge. Moderne Diätexperten hätten der Kaiserin wahrscheinlich geraten, sich durchaus überwiegend von frischer Kost zu ernähren, auch weiterhin viel Milch zu trinken, daneben aber einmal am Tag eine normale warme Mahlzeit einzunehmen und dafür lieber jede Woche einen Fastentag einzulegen.

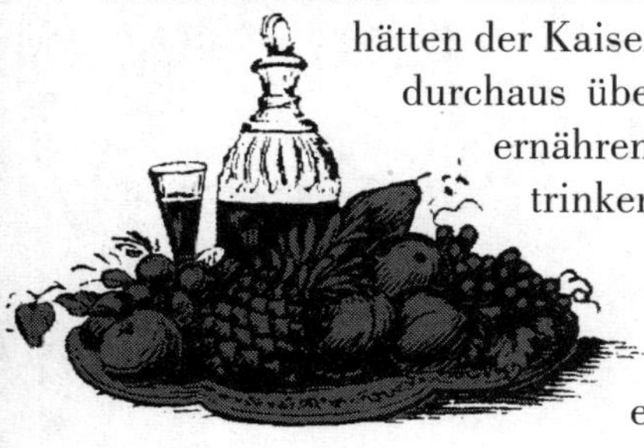

■ **Die Seele pflegen**, das hat Sisi wahrhaft beherrscht. Und wohl auch bitter nötig gehabt. Denn sie litt zeitlebens an schweren depressiv-ängstlichen Störungen. Instinktiv tat sie dagegen durchaus das Richtige. Sie hielt sich viel in der Natur auf, tröstete sich über einsame Stunden mit ihren geliebten Hunden und Pferden hinweg, trieb Sport und beschäftigte ihren Geist mit Literatur und dem Verfassen eigener Gedichte. Das alles hätte ein moderner Psychiater sicher auch verordnet.

Sisi und Diana: Schwestern im Geiste

Die „Sisi des 20. Jahrhunderts“ nannte die Zeitschrift BUNTE Lady Diana einmal. In der Tat, die Parallelen sind hochauffällig. Beide Frauen heirateten blutjung, als sie noch völlig unerfahren waren und wohl auch recht naiv. Für beide erfüllte sich der Traum vom Märchenprinzen. Wenngleich, das ist der erste Unterschied, Sisi schon vor der Verlobung Zweifel anmeldete. Diese wurden jedoch von ihrer Mutter vom Tisch gefegt mit der bar-

Bild rechts: Sisi-Gemälde von Georg Raab, 1863. Gemessen an heutigen Schönheitsidealen eine bildschöne Frau, die dem Titelblatt jedes Modemagazins zur Ehre gereichen würde – wie Diana 100 Jahre später.

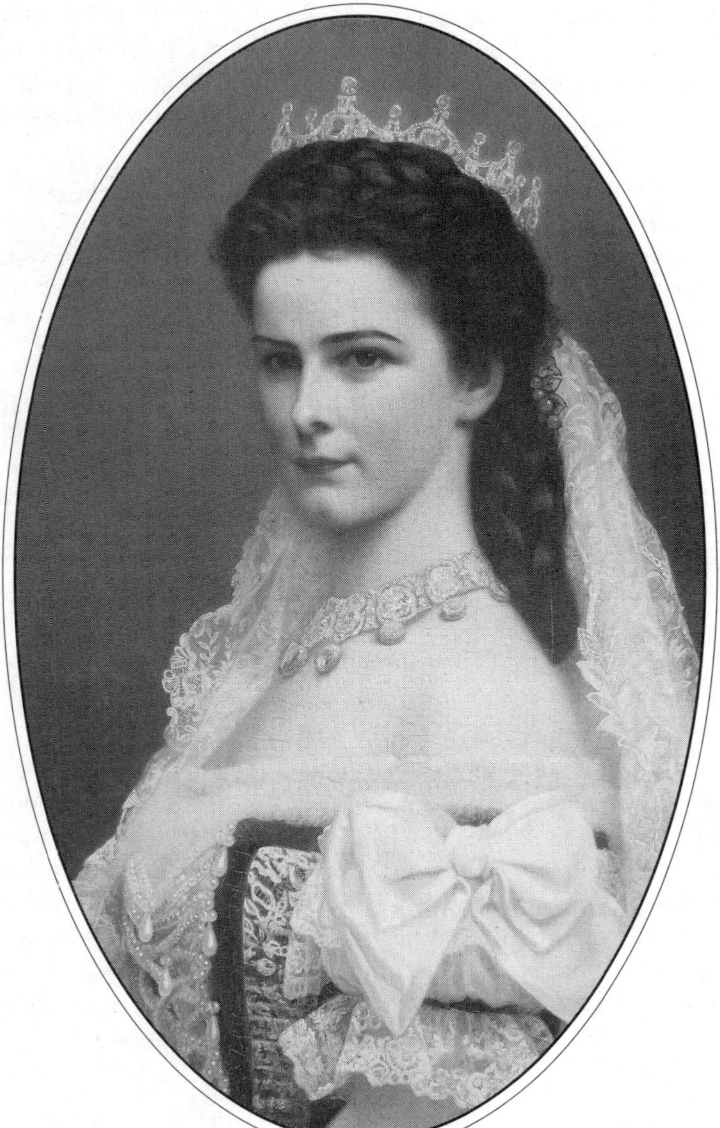

schen Ermahnung: „Einem Kaiser gibt man keinen Korb." Das hatte Diana gar nicht vor, sie betete ihren Charles an. Und während bei Dianas Märchenhochzeit deren Welt noch in Ordnung war, geriet Sisis schon vorher aus den Fugen. Bereits beim Eintreffen in Wien weinte das junge Mädchen.

Aber auch für Diana kamen erste Enttäuschungen kurz nach der Trauung. Offensichtlich hat auch sie die schwere Bürde der höfischen Etikette kraß unterschätzt, nicht geahnt, in welch starres Korsett aus gesellschaftlichen Verpflichtungen sie da gezwungen wurde. Das hat Sisi schon zwei Wochen nach der Hochzeit begriffen.

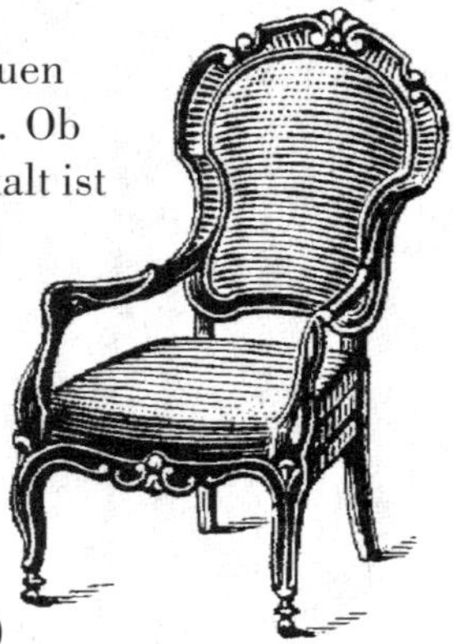

Die Schwiegermütter der beiden Frauen scheinen auch Ähnlichkeiten zu haben. Ob Königin Elisabeth nun wirklich gefühlskalt ist oder ihre Schwiegertochter tatsächlich abgelehnt hat, soll nicht unsere Sorge sein. Auch über den Charakter der Kaisermutter Sophie kann man nur spekulieren. Sicher ist jedoch, daß beide Frauen für ein Leben am Hofe erzogen wurden (was man von ihren Schwiegertöchtern nicht sagen konnte) und die Anforderungen einer Monarchie und dessen, was aus ihrer Sicht für ihr Volk gut und richtig ist, über alles andere stellten. Beide, Sophie und Elisabeth, haben früh gelernt, ihre Gefühle nicht zu zeigen und ihre emotionalen Bedürfnisse unterzuordnen.

Damit hatten die Schwiegertöchter, die vorher ein normales Leben geführt hatten und denen höfische Sitten nun im Schnellkurs beigebracht wurden, ihre Probleme. Und auch damit, daß es ein Privatleben mit dem Gatten kaum gab.

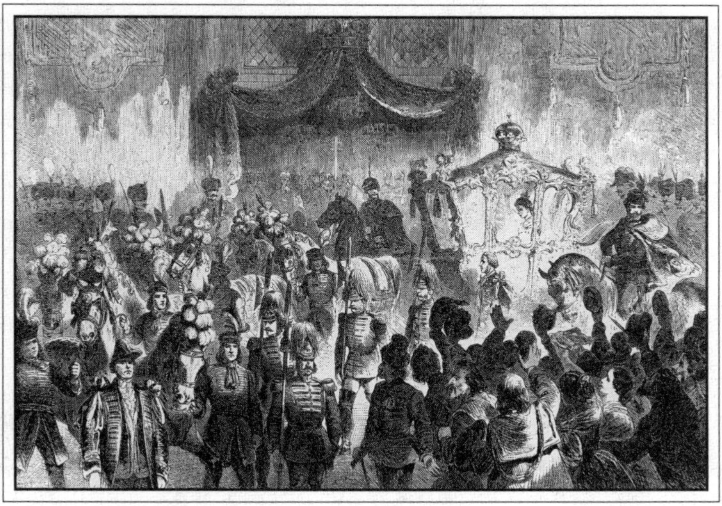

DIE KRÖNUNG IN PEST-OFEN: ANKUNFT VON ELISABETH VOR DEM PORTAL DER KRÖNUNGSKIRCHE (8. JUNI 1867). DIE UNGARN JUBELTEN BEGEISTERT IHRER NEUEN "KÖNIGIN DER HERZEN" ZU. DIESE HATTE SISI MIT IHREM ENGAGEMENT FÜR DIE AUFSTÄNDISCHEN MAGYAREN IM STURM EROBERT.

Zwei Frauen, zwei Jahrhunderte: Beide waren die schönsten ihrer Zeit – und beide wußten zumindest dieses Kapital zu nutzen. Für Diana war es dank der Medien noch einfacher, den Hof mit ihrer Popularität unter Druck zu setzen. Und auch dies ist eine Parallele: Beide gaben nicht unbeträchtliche Summen für die Pflege ihrer Schönheit aus. Sisi war damals schon so fitneßbewußt wie Diana 100 Jahre später, und beide Frauen entwickelten früh einen erstaunlichen Überlebenswillen.

Obwohl man aus heutiger Sicht wohl sagen muß, daß auch Sisi magersüchtig war – Diana hat es sogar öffentlich zugegeben – haben sich beide Frauen rasch gefangen. Jede jedoch auf ihre Art – und entsprechend der Zeit, in der sie lebte.

Scheidungen am Hofe waren zu Zeiten von Sisi völlig undenkbar. Sie mußte sich also mit dieser Ehe und dem Leben arrangieren. Sie tat das auf ihre Weise, indem sie auf Reisen ging und so oft wie möglich den höfischen Pflichten fernblieb. Diana konnte sich scheiden lassen, im 20. Jahrhundert auch bei Hofe kein Problem mehr.

Und während sich Diana mit Hilfe von Therapeuten von ihrer Magersucht heilen ließ, stand Sisi ein Leben lang mit diesen Problemen völlig allein da. Sie hat das Beste aus dieser Situation gemacht, zumindest für sich selbst. Aus ihrem Schönheitswahn hat sie allein jedoch nicht herausgefunden.

Ein Psychotherapeut hätte ihr wahrscheinlich zu einer sinnvolleren Beschäftigungstherapie geraten als ausschließlich Schönheitspflege und Reisen. Diana hat eine neue Aufgabe für sich gefunden – die Fürsorge für arme, kranke und hilflose Menschen. Diese Möglichkeit hätte Sisi wohl auch gehabt, unstrittig jedoch hat sie daran keinerlei Interesse gehabt. Und vielleicht auch deshalb, wegen des Fehlens sinnvoller Aufgaben, zeitlebens nicht aus ihrem Tief herausgefunden.

Sisis Leben wäre anders verlaufen, hätte sie damals schon die Möglichkeiten einer Prinzessin des 20. Jahrhunderts gehabt …

Bild rechts: Eine frühe Porträtaufnahme der Kaiserin Elisabeth aus dem Jahre 1860 zeigt, fotografisch genau, das Bild einer schönen Frau mit einem ernsten, klugen Gesicht. Bilder, auf denen sie ähnlich nachdenklich schaut, kennen wir auch von Diana. Parallelen, die auffalle…

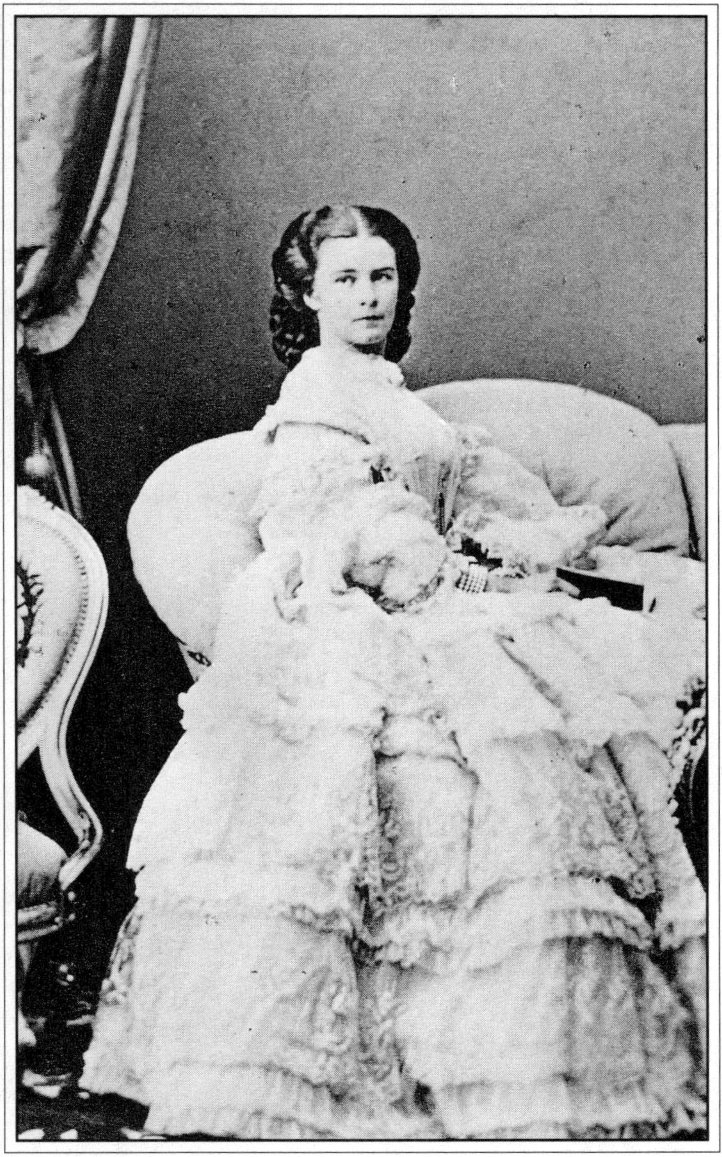

Sisis
Haarkult

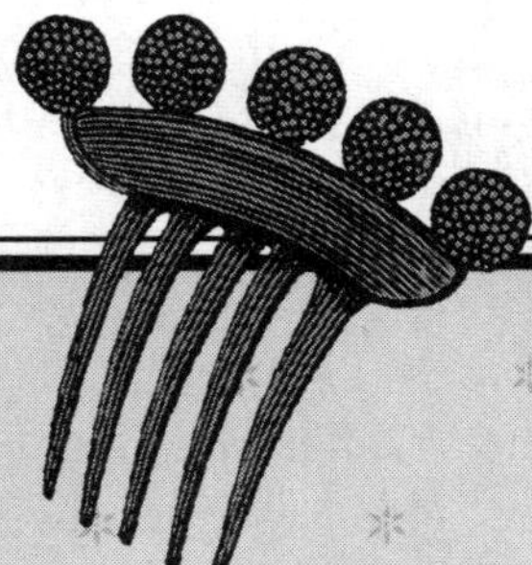

In den 50er und 60er Jahren avancierte Wien neben Paris zur Modemetropole Europas. Und das ganz sicher nicht zuletzt wegen der schönen Kaiserin. Auch in der Frisurenmode ihrer Zeit galt Sisi als Vorbild. Viele europäische Damen von Stand versuchten die berühmten Flechtfrisuren von Sisi zu kopieren. Zumeist vergebens, denn nicht eine von ihnen hatte so üppiges, kräftiges, gesundes und langes Haar wie die österreichische Kaiserin. Die komplizierteste Frisur aus mehrfach ineinander verschlungenen Zöpfen (für die Sisi angeblich keine künstlichen Haarteile brauchte) wurde bald ihre sogenannte „Steckbrieffrisur".

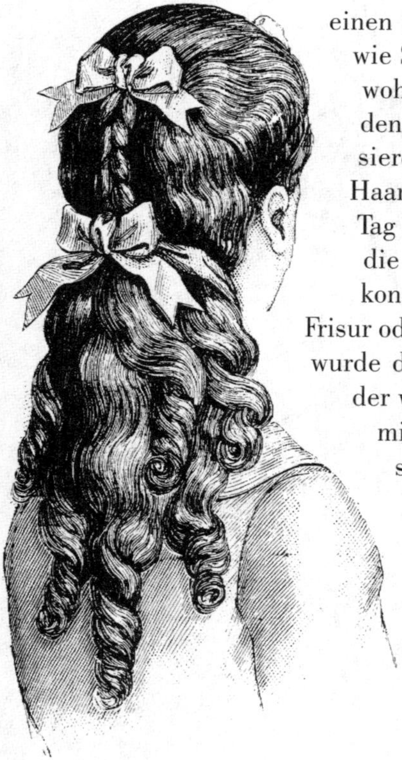

Kaum eine andere Frau trieb jedoch einen derartigen Kult um ihre Haare wie Sisi. Kaum eine von ihnen hatte wohl auch soviel Zeit … Drei Stunden dauerte allein das tägliche Frisieren, alle drei Wochen wurden die Haare gewaschen, was einen ganzen Tag beanspruchte. Und weil nichts die Kaiserin so sehr verdrießen konnte wie eine schlecht sitzende Frisur oder kränkelnde, glanzlose Haare, wurde die Friseuse auch bald zu einer der wichtigsten Personen am Hofe – mit entsprechendem Einfluß. Sisi selbst äußerte einmal: „Ich bin die Sklavin meiner Haare." Da hatte eine raffinierte Friseuse freilich leichtes Spiel …

Fanny Angerer – Künstlerin mit Kamm und Bürste

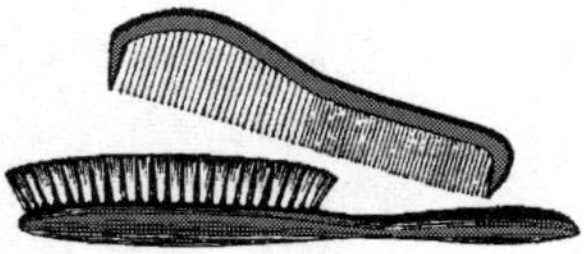

Ihre Lieblingsfriseuse warb Sisi am Wiener Burgtheater ab, wo ihr die ausnehmend schönen Frisuren der Darstellerinnen ins Auge fielen. Fanny war nicht nur eine äußerst kreative und begabte Friseuse, sie verstand es auch meisterlich, den Launen ihrer Herrin zu folgen und geduldig ihren Wünschen nachzukommen, so ausgefallen diese auch sein mochten. Fanny erfand beispielsweise den Trick mit dem Klebeband unter der Schürze, an dem sie ausgefallene Haare der Kaiserin versteckte, damit deren Anblick Sisi (und damit allen anderen am Hofe) nicht den ganzen Tag verdarb.

Fanny Angerer war nicht nur eine geschickte Friseuse, um die sich übrigens bald auch andere Damen der Wiener Gesellschaft rissen. Da sie zudem auch sehr hübsch und von ähnlicher Figur wie Sisi war, und diese sowieso auf allen Reisen begleitete, soll sie die Kaiserin auch gelegentlich bei ungeliebten gesellschaftlichen Verpflichtungen gedoubelt haben (zumindest im Ausland).

Selbstverständlich wurde eine derart wichtige Stellung am Hofe auch entsprechend honoriert: Fanny bekam das Gehalt eines damaligen Universitätsprofessors (2000 Gulden jährlich). Und auch ihr späterer Gatte, der Bürgerliche Hugo Feifalik, machte ohne eigenes Zutun Karriere am Hof, weil Fanny sonst den Dienst hätte quittieren müssen, wenn sie ihn heiratete. Denn entsprechend der damaligen Ordnung am Wiener

Eine schwere Bürde ...

Uneinig sind sich Zeitgenossen und Historiker darüber, wie lang Sisis Haare wirklich waren. Manche sagen, sie reichten bis zu den Füßen (was eher übertrieben scheint), andere sprechen von den Knien, mindestens jedoch reichten sie bis zur Hüfte. Wie auch immer: Diese Haarpracht hat Gewicht. Und das drückt schwer auf Kopf und Halsmuskulatur, führt zwangsläufig immer wieder zu Kopfschmerzen und Muskelverspannungen im Hals-Wirbelbereich. Wurde es allzu arg, ließ Sisi ihre Haare mit Bändern hoch aufhängen, um Kopf und Hals von dem Gewicht zu entlasten, und blieb so lange in ihren Gemächern, bis die Schmerzen besser wurden.

Hofe durfte sie nur jemanden aus dieser Umgebung heiraten. So avancierte der einfache Bankangestellte kurzerhand zum Privatsekretär der Kaiserin, wurde später Regierungsrat, Hofrat und schließlich in den Ritterstand erhoben. Und das alles wegen Sisis Haarkult!

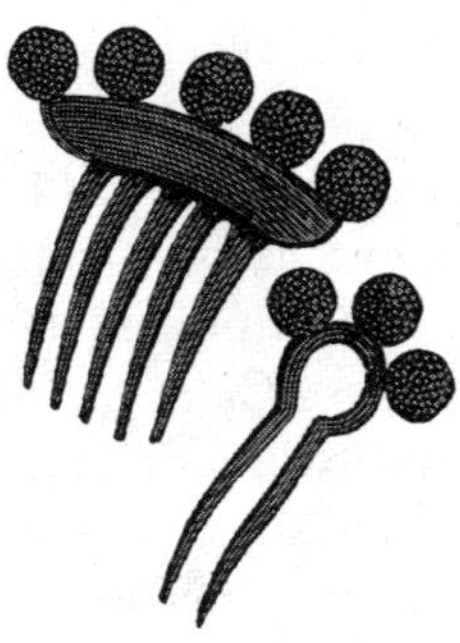

Die Frisuren: Kunst am Kopf

Blond war offenbar nicht immer die von Männern bevorzugte Haarfarbe für Frauen. Zu Sisis Zeit hatten auffallend viele Frauen dunkle Haare, zumeist in warmen, schmeichelnden Brauntönen. Sisi selbst hatte von Natur aus dunkelblondes Haar, das sie in ein leicht rötlich schimmerndes Kastanienbraun nachfärbte.

Bubiköpfe und andere Kurzhaarfrisuren für Frauen kamen erst später in Mode, damals waren kunstvolle Langhaarfrisuren angesagt. Doch für derartig voluminöse Haarpracht fehlte es vielen Frauen an natürlichem Haar. Deshalb boomte seinerzeit der Handel mit Haarteilen. Die bevorzugten dunklen Haare wurden aus Frankreich und Italien importiert, nur gelegentlich gefragtes blondes kam aus Skandinavien und Deutschland.

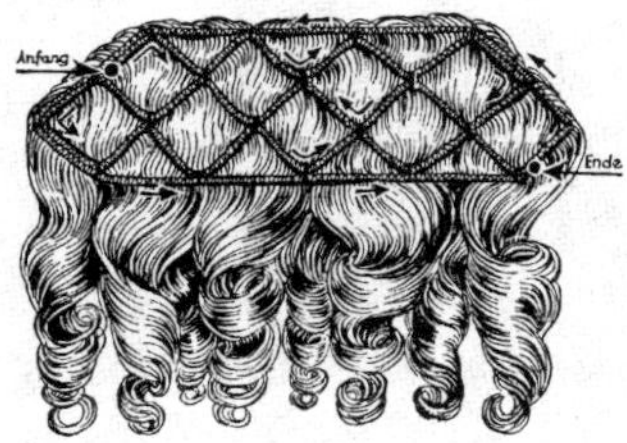

Die meisten Frisuren hatten einen kurzen Scheitelansatz in der Mitte, das Haar wurde in Sisis jungen Jahren geflochten und hochgesteckt oder in weichen Wellen seitlich antoupiert und aufgebauscht und am Hinterkopf in einem Chignon zusammengefaßt. Daraus fielen lange, verspielte „Stocklocken" (heute: Korkenzieher). Später, in den 60er und 70er Jahren änderte sich die Haarmode entsprechend der Kleidung, die jetzt eine schmale, gestreckte Silhouette zeigte. Dazu paßten Frisuren, die besonders den Hinterkopf betonten und die Ohren frei ließen, was ein sehr edles Profil ergab.

Keine Grenzen waren der Phantasie gesetzt, wenn es um die Verzierung der Flechten, Zöpfe und kunstvollen Knoten ging. Sisi verwendete hierfür gern Bordüren aus Gold und Silber,

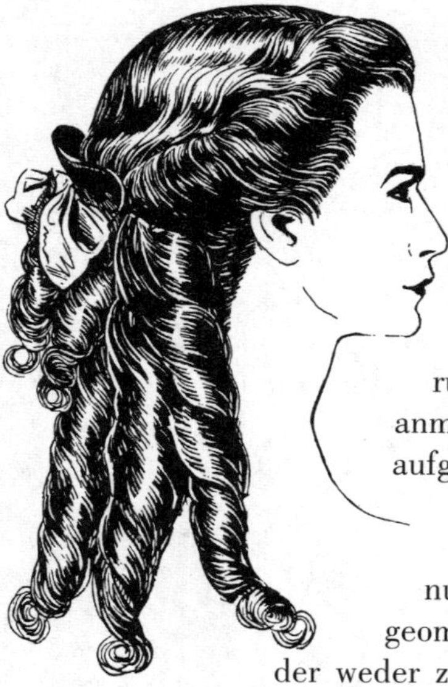

Samt- und Seidenbänder, Netze aus Goldfäden, Spitze, Perlen, Federn und Blüten.

Alle Frisuren, die Sisi trug, betonten ihr klassisches Gesicht mit der flachen Stirn und dem hohen Haaransatz vortrefflich. Als einziger Ausrutscher muß jene etwas eigenartig anmutende Ponyfrisur mit der hoch aufgetürmten Flechtkrone gelten, die man auf den letzten Bildern ihres Lebens sieht. Wer mag sie nur zu diesem streichholzkurzen, geometrischen Pony überredet haben, der weder zu ihrem Gesicht noch zur Kleidung oder dem Rest der Frisur paßte?! In der Frisurenmode des 19. Jahrhunderts steht diese Ponyfrisur von Sisi einmalig da – sie sieht wirklich aus wie ein Vorläufer der Beatnik-Ära …

Bild rechts: Sisi-Porträt von Leopold Horovitz.
Die Ponyfrisur – die einzig denkbare Erklärung für diesen Ausrutscher ist die, dass ihr die Friseuse eingeredet hat, ein kurzer Pony würde jünger machen. Vielleicht, ganz sicher aber nicht mit dem verbissenen Gesicht …

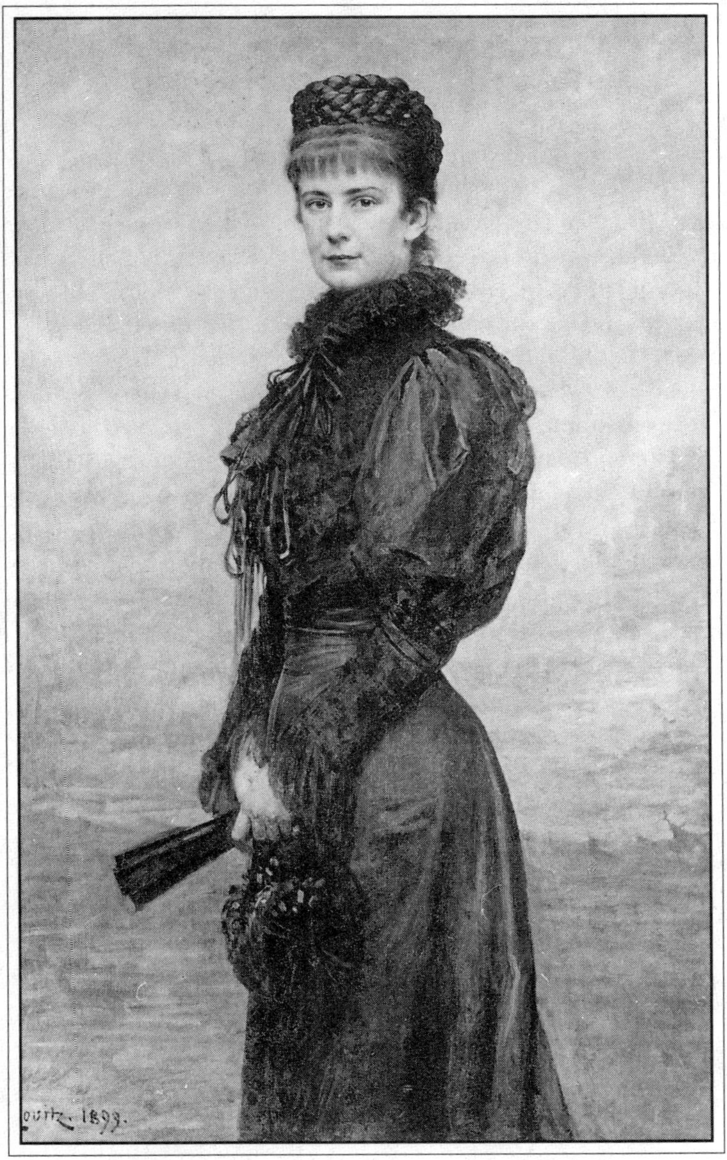
Koppitz. 1899.

Einmal waschen und legen, bitte!

So einfach war das damals nicht. Denn es gab weder fertige Pflegeprodukte noch elektrisch betriebene Trockenhauben oder praktische Lockenwickler. Damals mußte man sich mit selbst gemixten Produkten behelfen. Sisi experimentierte zeitlebens mit diversen Kräutern, Blüten, Obst, Gemüse und Ölen, um das Beste für die Pflege ihres Haares zu finden. Die war auch dringend nötig. Denn die für Locken verwendeten Krepp- und Welleisen schadeten dem Haar erheblich, machten es brüchig und trocken. Auch bei den damaligen Haartrocknern war die Hitze nicht zu regulieren – die größte Gefahr bestand also stets in zuviel Wärme für die Haare.

Nicht alles, was die Kaiserin seinerzeit in die Haare einrieb, ist heute noch empfehlenswert, viele ihrer Rezepte haben jedoch in etwas abgewandelter Form auch in der heutigen Naturkosmetik durchaus ihren Platz. Hier die besten!

Bedenken Sie jedoch: Die Rezepte aus Naturzutaten sind nicht haltbar und sollten sofort verwendet werden. Wenn Sie einen größeren Vorrat herstellen wollen, besorgen Sie sich entsprechende Stoffe zur Haltbarmachung aus dem „Kosmetikladen zum Selbermachen". (Einzig Rezepte mit Alkohol oder Öl sind zwei bis drei Wochen haltbar.)

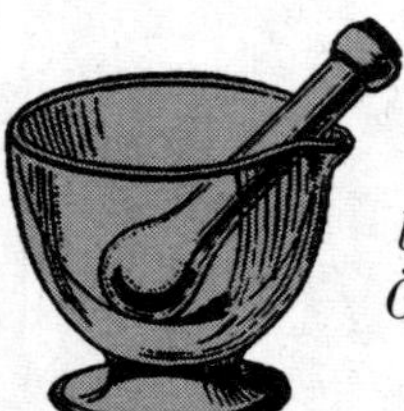

Honigwasser für Glanz und Fülle

Zwei Eßlöffel Bienenhonig mit einem gestrichenen Teelöffel Glycerin (Drogerie, Kosmetikladen zum Selbermachen) unter vorsichtigem Erhitzen glattrühren, einen Viertelliter abgekochtes Wasser einrühren (Sisi verwendete destilliertes Wasser – das ist nicht unbedingt nötig). Abkühlen lassen, mit einer kleinen Menge das Haar durchkämmen.

Honigfestiger für guten Halt

Zwei Eßlöffel Honig mit einem Eßlöffel Olivenöl und einem Eßlöffel Zitronensaft unter vorsichtigem Erhitzen gut verrühren. Auskühlen lassen, nach dem Waschen ins feuchte Haar geben, anschließend frisieren.

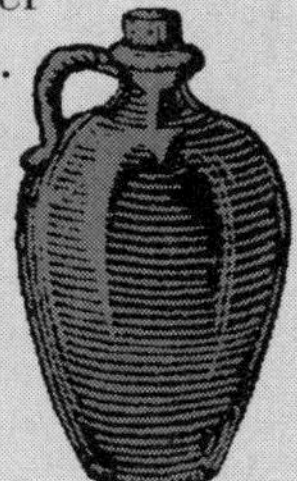

Bierfestiger für mehr Volumen

Nach dem Waschen eine halbe Flasche Bier ins getrocknete Haar einarbeiten, gut durchkämmen, anschließend wie gewohnt frisieren.

Zitronenspülung für angegriffene Haare

Einfach den Saft von zwei Zitronen mit einem Eßlöffel Obstessig nach Belieben mischen und nach dem Waschen in das frottierte Haar einkämmen.

Teespülung für leuchtende Haarfarben

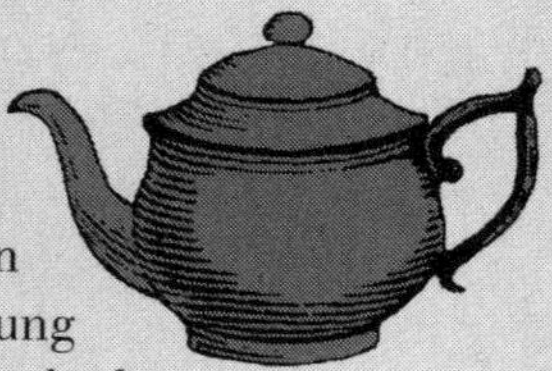

Auch ganz einfach: Schwarzen oder grünen Tee nach Anweisung kochen, auskühlen lassen, nach dem Waschen in das frottierte Haar kämmen.

Rum-Salbei-Haarwasser für mehr Glanz

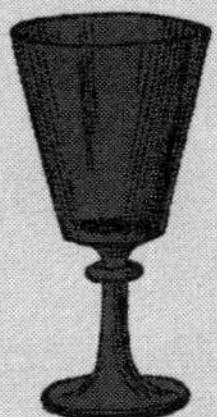

250 Gramm getrocknete Salbeiblätter in einem Liter Wasser 15 Minuten kochen. Anschließend in einem dunklen Gefäß gut verschließen und zwei Tage stehenlassen. Abseihen und mit einem Viertelliter braunem Rum mischen. Großzügig nach dem Waschen im feuchten Haar verteilen.

Sisis Cognac-Ei-Shampoo

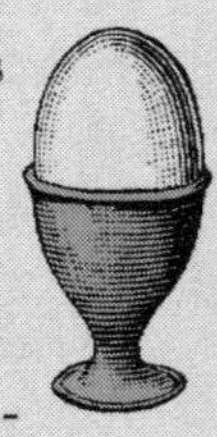

Je nach Länge und Volumen des Haares zwei bis vier Eigelb mit ein bis zwei Schnapsgläschen Cognac und einem Eßlöffel Apfelessig vermischen. Gut im nassen Haar verteilen, durchkämmen, einige Minuten einwirken lassen, dann gründlich ausspülen.

Zum Selbermachen: Sisis berühmteste Frisuren

Auch mit den Möglichkeiten moderner Frisurentechnik – Sprays und Festiger, Lockenwickler, Lockenstäbe, Trockenhauben – sind die kaiserlichen Haarfrisuren noch immer ein Kunststück. Wenn Sie es ausprobieren möchten, sollten Sie also ein bißchen Übung im Umgang mit Lockenwicklern, Haarnadeln, Spangen und Haarkämmen haben. Auch reichlich Zeit müssen Sie einplanen: Selbst Sisis routinierte Friseuse hat durchschnittlich drei Stunden für so eine kunstvolle Frisur gebraucht. Eine Assistentin wäre auch gut: Denn die aufwendigen Arbeiten mit Haarteilen, Chignon, Zöpfen und Nadeln am Hinterkopf sind alleine nur schwer zu bewerkstelligen. Bevor Sie eine Sisi-Frisur für einen großen Ball einplanen: Lieber an einem ruhigen Abend zu Hause einmal üben!

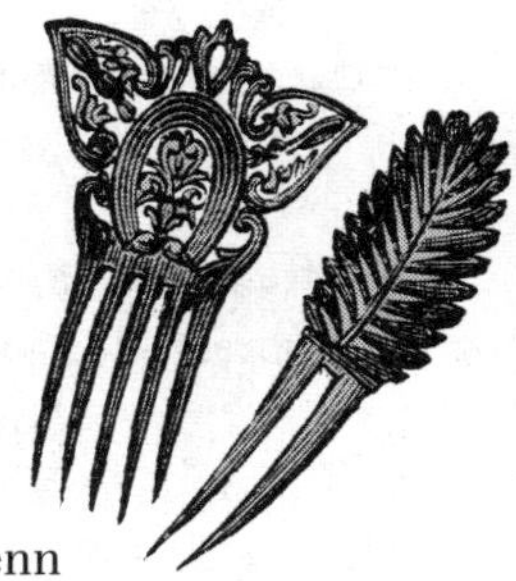

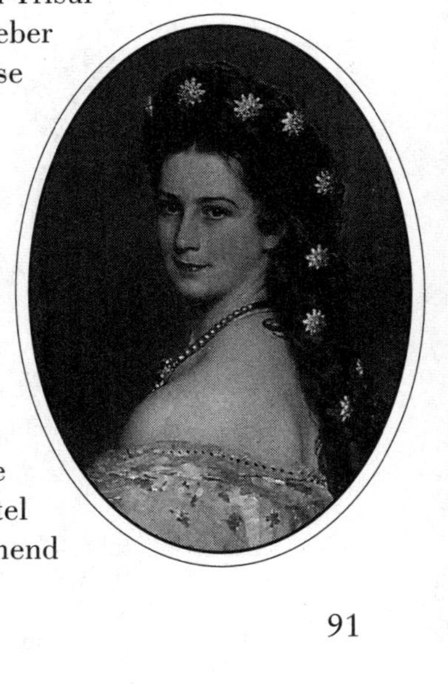

Frisur I (die berühmte „Sternchen-Frisur")

Haare waschen, gut abfrottieren, durchkämmen, starken Schaumfestiger gleichmäßig im Haar verteilen. Je nach Stärke und Spannkraft des Haares die Größe der Lockenwickler auswählen. Haare nach hinten kämmen, keinen Scheitel ziehen. Von der Stirnpartie ausgehend die einzelnen Haarsträhnen nach hinten versetzt aufwickeln. Gut trocknen! Die Wickler herausnehmen und das Haar gut durchbürsten. Von der Mitte der Stirn aus nach hinten einen etwa zwei bis drei Zentimeter langen Scheitel ziehen. Die Haarpartie rechts und links vom Scheitel am äußeren Augenbrauenbogen in einer leichten Welle nach hinten ziehen und mit Haarklemmen fixieren. Falls nicht genügend eigenes Haar vorhanden ist, ein Haarteil am Oberkopf mit einarbeiten. Seitlich von vorne vertikal eine etwa 10 Zentimeter breite Strähne abteilen und in sich drehen. Dann die nächste Strähne abteilen und um die erste drehen, dabei darauf achten, daß sich die ganze Frisur zum Nacken hin entwickelt. Die Hinterkopfpartie wird nicht mit eingedreht! Die fertige rechte Seite mit einem kleinen Gummi fixieren und anschließend die linke Seite genauso eindrehen. Jetzt beide Zöpfe hinten in sich verschlingen, nach innen einschlagen, mit einer Spange je nach Haarlänge entweder im Nacken oder unten im Haar befestigen. Die Seitenpartien locker mit Haarnadeln befestigen, daß das Haar noch natürlich fällt. Das Ganze gut mit Haarspray fixieren. Haarklemmen mit Sternchen oder Blüten nach Geschmack vorsichtig im Haar befestigen.

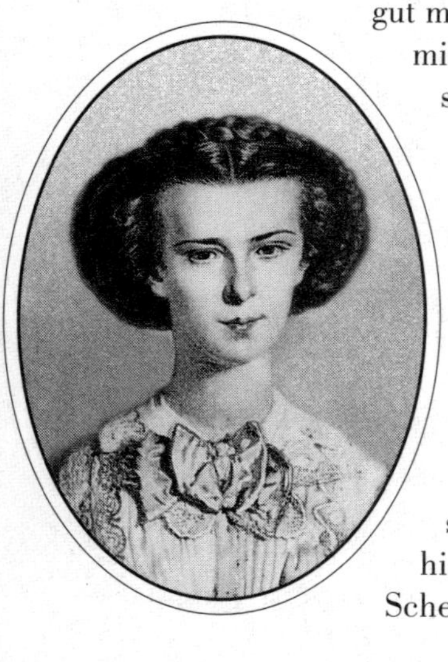

Frisur 2

Ein 60 Zentimeter langes Haarteil zu einem Zopf flechten. Die eigenen Haare waschen, gut frottieren, kämmen, einen starken Schaumfestiger einarbeiten. Einen sechs Zentimeter tiefen Mittelscheitel von Stirnansatz aus nach hinten ziehen. Die Haare seitlich vom Scheitel bis zu den Schläfen auf große

Wickler drehen. Die Seitenpartien nach hinten eindrehen. Das restliche Haar nach unten wickeln. Gut trocknen! Wickler herausnehmen, nicht auskämmen, mit Haarspray fixieren. Die Haare am Scheitel glatt kämmen, leicht nach hinten legen und mit Klemmen gut befestigen. Seitenpartien antoupieren, in einer leichten Welle vorsichtig nach hinten kämmen, so daß sie seitlich deutlich sichtbar Volumen erhalten. Am Hinterkopf mit Klemmen gut befestigen. Das restliche Haar gut durchkämmen, in einer Rolle nach oben einschlagen und entweder mit einem breiten Kamm oder Haarnadeln ungefähr in Wirbelhöhe am Hinterkopf befestigen. Dann das Ganze mit Haarspray gut fixieren. Nun das Haarteil in der Mitte greifen, am Scheitelende den Zopf mit Nadeln und Klemmen befestigen. Den Zopf an beiden Seiten entlang der Haarwelle bis zum Nacken legen und befestigen. Die Enden vom Zopf übereinander schlagen und im Nacken befestigen. Als witzigen Effekt zum Abschluß mit Glitterspray besprühen – das gibt gleichzeitig noch etwas mehr Halt.

Frisur 3
(die „Steckbrieffrisur")

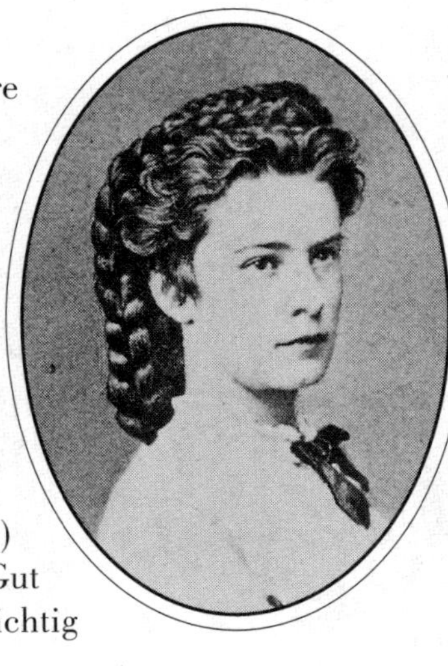

Diese Frisur ist ideal, wenn Ihre Haare insgesamt etwas über schulterlang und um das Gesicht herum etwas kürzer stufig geschnitten sind. Auf jeden Fall wird wieder ein Haarteil gebraucht, und zwar ein mindestens 80 Zentimeter langer Zopf. Haare waschen, gut frottieren, durchkämmen, Schaumfestiger einarbeiten. Das Haar klassisch nach hinten (ohne Scheitel!) auf mittelgroße Wickler drehen. Gut trocknen! Die Vorderpartie vorsichtig auskämmen, so daß Wellen entstehen. Die Wellen oberhalb vom Ohr auf jeder Seite mit Haarnadeln am Kopf fixieren. Sprühen! Das restliche Haar durchkämmen. Ab Ohrenpartie an jeder Seite jeweils eine dicke Strähne abteilen und zu einem Zopf flechten (normale Dreifachflechtung). Mit einem Gummi am Ende verschließen. Den rechten Zopf an der linken Nackenpartie befestigen, den linken an der rechten, so daß sie sich auf dem Kopf überkreuzen. Das Haarteil in der Mitte greifen, hinter der Welle am Oberkopf in der Mitte mit Haarnadeln und Klemmen befestigen. Am eigenen Zopf entlang auf beiden Seiten den künstlichen Zopf festmachen. Die Enden des Zopfes ineinander verflechten und am eigenen Zopf feststecken. Gut sprühen! Am Oberkopf entlang des Zopfes kann man die Frisur sehr hübsch mit Blüten und Schmucknadeln lebendiger machen.

Frisur 4 (Abbildung Seite 86)

Sie brauchen mindestens schulterlange Haare oder ein Chignon (ein besonderer Haarersatz für den Hinterkopf). Haare waschen, gut frottieren, durchkämmen und Schaumfestiger einarbeiten. Glatt nach hinten kämmen, ohne Scheitel. Das Haar am Oberkopf und den Seitenpartien versetzt auf große Wickler drehen. Ab Hinterkopfpartie je nach Haarlänge die Wickler vertikal setzen. Von links nach rechts in circa zwei Zentimeter breiten Quadraten „stehend“ wickeln. Die nächste Abteilung von rechts nach links im Wechsel bis zum Nacken hinarbeiten. Das Ganze gut trocknen und auf Wicklern auskühlen lassen. Beim Herausnehmen der Wickler darauf achten, daß die stehend gewickelten Haare vorsichtig vom Wickler gelöst werden. Nicht durch-

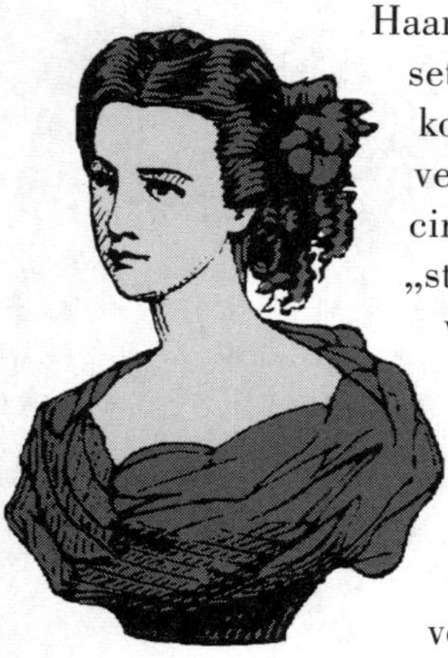

kämmen! Nur das Deckhaar gut durchbürsten und in sanften Wellen frisieren. Seitenpartien nach hinten und innen einschlagen bis zur Mitte des Hinterkopfes. Beide Seiten mit einem Schmuckkamm in der Mitte des Hinterkopfes befestigen. Das zusammengefaßte Haar mit einem Lockenstab zu Korkenziehern drehen. Diese sollen locker herabfallen. Sofort gut mit Haarspray fixieren! Um das zusammengefaßte Ende am Hinterkopf zu verdecken, kann man wie Sisi mit großen Blüten, Samt- und Seidenbändern, Schleifen und Spitzen arbeiten.

Sisis Mode: Träume in *Samt und Seide*

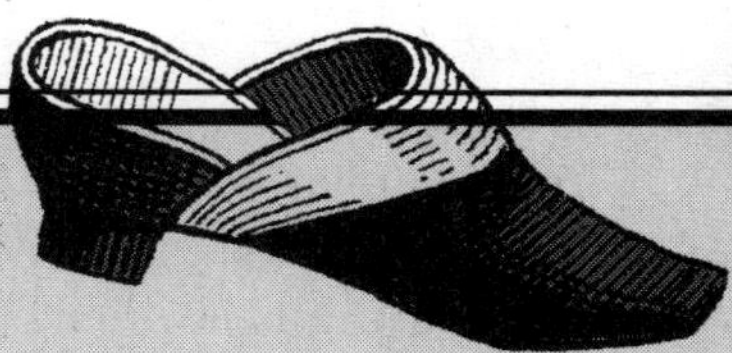

Daß die Kaiserin auch in Modefragen die erste Frau des Landes war, versteht sich von selbst. Sisi brachte dafür die besten Voraussetzungen mit, nämlich natürliche Schönheit, gepaart mit einem sicheren Geschmack. Freilich standen ihr auch stets die besten Schneider zur Verfügung. Vor allem die großen Ballroben von Sisi und die eleganten Kleider für nicht ganz so festliche Anlässe sind streng an der Mode ihrer Zeit orientiert. Diese wurde stark beeinflußt von Charles Frederick Worth, der heute als Begründer der Haute Couture gilt.

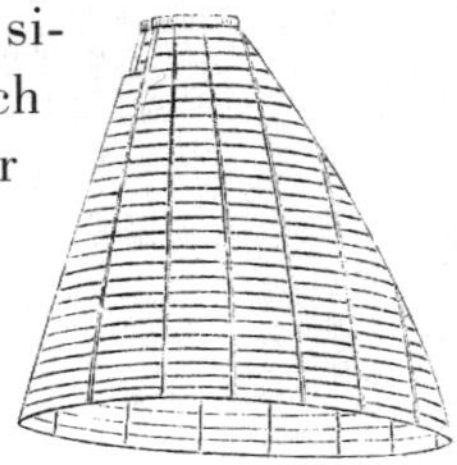

Wichtigstes Attribut der damaligen Kleider waren das Korsett und die Krinoline. Dabei handelt es sich um einen extrem weit abstehenden Unterrock, der zunächst aus Roßhaar gefertigt war, später, zu Sisis Zeiten, aus Stahlreifen, die mit vertikalen Bändern zusammengehalten wurden. Worth führte in den sechziger Jahren die ein wenig nach unten verlängerte Taille ein, die auch Sisi gern trug. Ein absolutes Muß bei diesen Roben waren ganz eng geschnürte Taillen und ein angehobener Busen. Wobei man allerdings sagen muß: Nicht alle Frauen jener Zeit schnürten sich so heftig wie Sisi, die teilweise deshalb sogar unter Atemnot litt, sondern auch gewöhnliche Mieder waren seinerzeit so gearbeitet – mit raffinierten Abnähern, Spitzeneinsätzen an den richtigen Stellen –, daß Bauch, Busen und Po optimal zur Geltung kamen. Die moderne Miederwarenindustrie scheint sich derzeit wieder darauf zu besinnen.

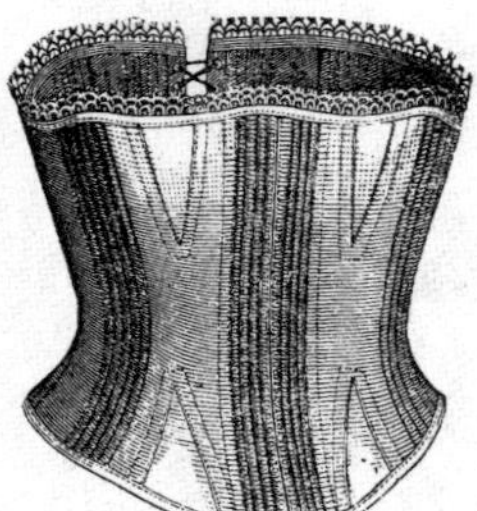

Dekolletés waren zu Sisis Lebzeiten eigentlich nicht so sehr en vogue, dennoch hatte die Kaiserin eine ausgeprägte Vorliebe für das typisch ovale, schulterfreie Dekolleté (das sie, zugegebenermaßen, auch besonders hübsch kleidete und ihre

Wespentaille vorteilhaft zur Geltung brachte). Die Kleiderärmel der Zeit waren zumeist wie ein großer Puff aufgebauscht und reichten knapp bis zum Ellbogen. Sisi bevorzugte zeitlebens die etwas schmaleren Puffärmel, die dafür aber um so reichlicher verziert waren.

Sisi stand diese Mode natürlich besonders gut, weil ihre schmale Taille vorzüglich bei den übertrieben weiten Röcken zur Geltung kam. Erst als Sisi auf die Vierzig zuging, wurde die Krinoline abgelöst von der „Turnüre“, einer für den heutigen Geschmack etwas seltsamen Kreation, die eine ganz tief gezogene, enge Taille hatte, eine insgesamt schmale Silhouette und einen durch ein Stahlgestell künstlich angehobenen Po. Ein solches Kleid trug Sisi zu ihrer Silberhochzeit mit Franz Joseph.

Generell kann über die Mode zu Sisis Zeiten wohl gesagt werden, daß insgesamt die Stoffe von besserer Qualität und die Schnitte raffinierter waren als teilweise heute. Die Roben für die Damen von Stand waren damals überwiegend aus Samt, Seide und Spitze. Zumeist waren sie aufwendig mit vielen Volants, Bändern, Schleifen und Goldstickerei verziert. Aber auch kunstvoll gefertigte Blumengebinde, Tiermotive, Herzchen und Schleifen wurden reichlich verwendet. Geradezu epochal waren die goldenen Sterne auf Sisis berühmtestem Ballkleid. Insgesamt wurde die Form der Kleider im Laufe von Sisis Leben zunehmend schmaler und auch die üppigen Verzierungen wichen nach und nach schlichterem Design.

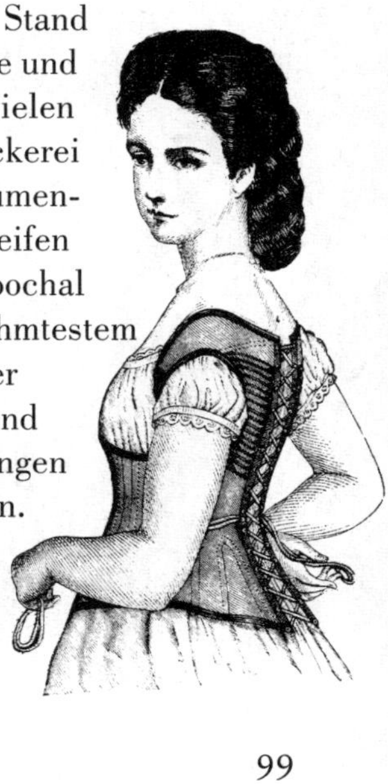

Obwohl Sisi selbst nach dem Tod ihres Sohnes Rudolf nur noch Schwarz trug, paßte sie sich in Schnitt und Form ihrer Kleider stets der herrschenden

Mode an. Auch ihre schwarzen Roben waren überwiegend raffinierte Modekreationen.

Unkonventionell auch in Modefragen

Da Sisi nun schon für eine Frau ihrer Zeit und ihres Standes recht ungewöhnliche Hobbys hatte, mußte sie natürlich ihre Kleidung dem Lebensstil anpassen. So soll man die Kaiserin hoch zu Roß nicht nur im schicklichen, eleganten Reitkostüm gesehen haben, sondern, o Schreck, auch mal in Hosen! Während sie andererseits ihr griechischer Vorleser Christomanos bei den täglichen Turnübungen an Reck, Barren und Klettergerüst schon mal im eleganten schwarzen Seidenkleid mit langer Schleppe und Straußenfedern erwischte. Sein Eindruck: „Auf den Stricken hängend, machte sie einen phantastischen Eindruck, wie ein Wesen zwischen Schlange und Vogel.“ Die Sache konnte Sisi jedoch erklären: Sie habe hinterher noch einen gesellschaftlichen Termin und keine Zeit mehr zum Umziehen …

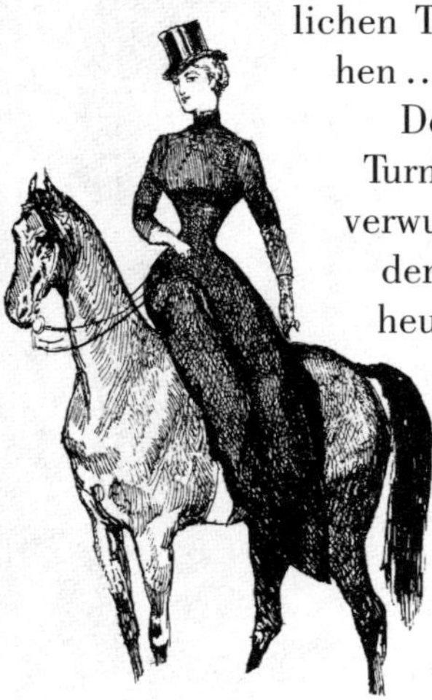

Denn die Kaiserin soll durchaus bequeme Turnkleidung gehabt haben, was nicht weiter verwundert, da sie offenbar auch die Erfinderin der Leggings war. Ein Kleidungsstück, das heute aus dem Leben einer sportlichen Frau nicht mehr wegzudenken ist. Es wird berichtet, daß Sisi etwa ab ihrem 40. Lebensjahr auf die lästigen Unterröcke verzichtete, und statt dessen nur noch hautenge „Beinkleider“ aus dünnstem Wildleder trug. Designer-Leggings, würden wir heute sagen …

Eine Seefahrt, die ist lustig...

Sicherlich jedoch nicht in Krinolinen, Samt und Seide. Auch hier mußte Kaiserin Elisabeth also von den Konventionen abweichen, wollte sie nicht mit ihren Kleidern in Ankertrossen und an Schiffswanten hängenbleiben. Auf See trug Sisi schmale Kostüme aus robusten Wollstoffen, hochgeschlossen, damit der Hals vor dem Wind geschützt blieb, dazu bequeme Schnürstiefel, die sicheren Halt auf Deck eines Schiffes gaben.

Angeblich ließ sich Sisi auch gern bei Sturm an Deck festbinden, um die Urgewalten der Elemente hautnah zu erleben. Dazu lieh sie sich vermutlich das Ölzeug des Kapitäns ...

Das erste Tattoo der Geschichte...

... stammt keineswegs aus Amerika. Vielmehr hatte es Kaiserin Elisabeth von Österreich auf ihrer lieblichen Schulter! Sisi ließ sich einen zierlichen Anker tätowieren – als Zeichen ihrer Liebe zur See. Der Kaiser soll angesichts der Tätowierung von einer „furchtbaren Überraschung“ gesprochen haben – gleichwohl, er mußte damit leben. Laser zur Entfernung von Tätowierungen gab es damals noch nicht. Ob es wirklich wahr ist, läßt sich auch nicht mehr überprüfen, denn angeblich hat Sisi diese Tätowierung zwischen ihrem 40. und 50. Lebensjahr machen lassen – einer Zeit also, als sie längst keine schulterfreien Kleider mehr trug. Die Geschichte wird jedenfalls so von der Sisi-Autorin Brigitte Hamann berichtet.

Aber auch sonst spielten Mäntel im modischen Leben der Kaiserin eine höchst wichtige Rolle – schließlich ging sie ja auch zu Hause bei Wind und Wetter zum Laufen oder Bergwandern.

Absolut trendy war seinerzeit, in allen Schichten übrigens, der Paletot. Das war ein taillierter, enger Mantel, knie- bis wadenlang, mit einer Falte auf dem Rücken für die weiten Röcke und einem Steh- oder Schalkrägelchen. Diese wurden aus edlen Materialien wie Samt oder Kaschmir gefertigt und üppig mit Spitzen und Posamenten verziert. Sisi, die durchaus einen Sinn für Bequemlichkeit hatte, bevorzugte zeitlebens aber das praktische Cape oder die Mantille, ein vielseitig verwendbares Umhängetuch mit oder ohne Kapuze. Sisi schätzte ganz besonders Samtcapes mit feinen Nerz- oder Zobelkrägelchen. „Wer ko, der ko" – würden ihre bayerischen Ahnen sagen ...

Mit 25 Koffern in die Ehe

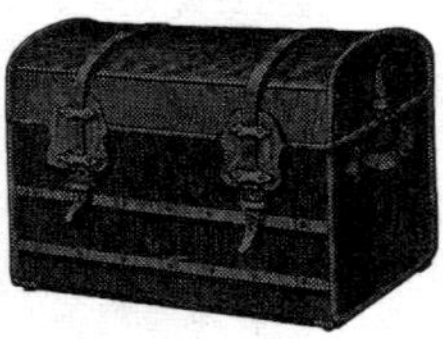

Bei der Verehelichung von Sisi und Franz Joseph spielte keineswegs nur die Liebe eine Rolle. Natürlich war hier auch staatsmännisches Kalkül im Spiel – galt es doch immerhin, die Position der First Lady Österreichs zu besetzen. Und da wurde schon peinlichst genau die Abstammung der Braut unter die Lupe genommen – der Stammbaum hatte untadelig zu sein! – und natürlich der finanzielle Background. Denn der Wiener Hof legte größten Wert auf die Zurschaustellung von Reichtum und Prunk, da sollte die Familie der zukünftigen Kaiserin nicht nachstehen. Das tat sie auch nicht. Brautvater Max war ja mit weltlichen Gütern durchaus gesegnet.

Aber Mutter Ludovika stand dennoch vor einem Problem: Wie sollte sie so schnell vor der Hochzeit eine vorzeigbare Aussteuer für das Kind beschaffen? Zwar hatte man für Tochter Helene vorgesorgt, die ja ursprünglich als Gattin für Franz Joseph vorgesehen war. Aber die Sachen paßten Sisi nicht – und gefielen dem widerspenstigen Fratz auch nicht. Weiß, rosa und himmelblau sollte ihre kaiserliche Garderobe sein.

Und natürlich von allem reichlich, denn Sisi sollte schließlich in Zukunft repräsentieren und auch in Modefragen vorbildlich sein. Da kam es wirklich nicht in Frage, daß die Kaiserin zweimal in demselben Kleid erschien. Selbst ein Paar Schuhe, so eine ungeschriebene Regel bei Hofe, durfte niemals ein zweites Mal getragen werden. Und nicht nur ihre Kleider, auch ihr Schmuck, die Haarfrisur und das Make-up mußten den äußerst kritischen Blicken der Wiener Gesellschaft standhalten.

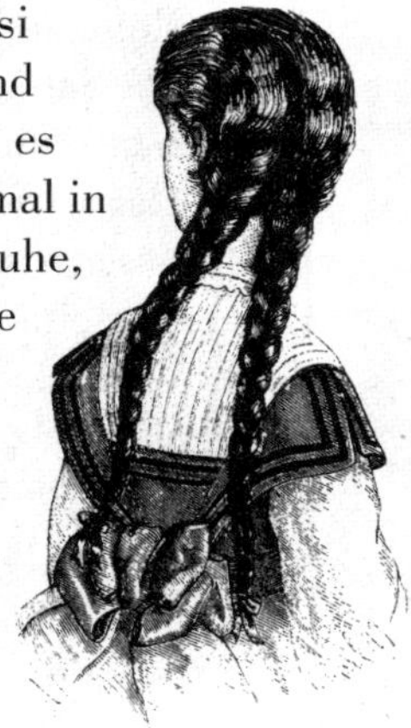

Nur 113 Paar Schuhe hatte das arme Kind

Obwohl Mutter Ludovika flugs sämtliche Nobelschneider aus München und Umgebung verpflichtete, blieb das Ergebnis doch etwas ärmlich für eine zukünftige Kaiserin. Die genaue Aufstellung aller Dinge, die Sisi mit an den Wiener Hof brachte, ist erhalten geblieben. Alles zusammen paßte in die erwähnten 25 Koffer. Das reicht nicht lange, wenn man sich mindestens zweimal täglich umkleiden muß und kein Stück noch einmal tragen darf …

Der wertvollste Posten auf der Inventarliste ist Schmuck im Wert von 100 000 Gulden – allerdings munkelte man am Wiener Hof, daß das meiste davon Geschenke des Kaisers Franz

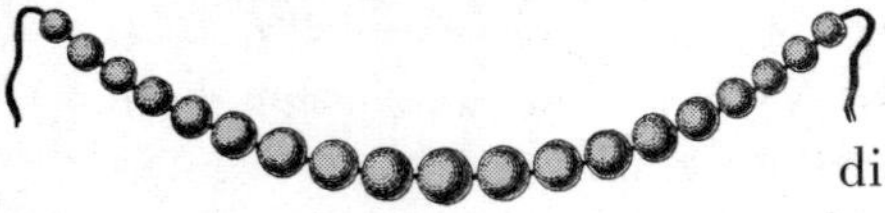

Joseph aus der Verlobungszeit waren. Lediglich die weniger kostbaren Silbersachen, wie etwa Bürsten, Toilettensachen, Spiegel, Kaffee- und Milchkanne sowie silberne Teller stammten aus dem Besitz der Wittelsbacher.

Immerhin konnte Ludovika dem Wunsch des jugendlichen Töchterleins nach zarten Pastellfarben entsprechen. Vier märchenhafte Ballkleider gehörten zur Aussteuer, zwei weiße, ein rosafarbenes und ein himmelblaues mit weißen Rosen darauf (das schon bald zu Sisis Lieblingskleidern gehörte). Ferner hatte die junge Braut siebzehn sogenannte „Putzkleider“ im Koffer – das sind nicht etwa Roben, in denen die Damen putzten, sondern die sie herausputzen sollten. Putzkleider hatten grundsätzlich eine lange Schleppe. Dazu gehörte auch Sisis prächtiges Hochzeitskleid aus Silbermoiree. Putzkleider wurden aus besonders edlen Stoffen wie Atlasseide und feinstem Tüll gearbeitet.

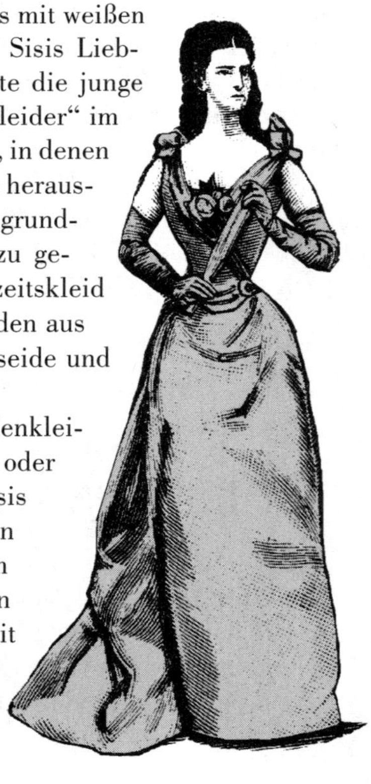

Vierzehn etwas schlichtere Seidenkleider, vermutlich für den Nachmittag oder kleinere Empfänge, verzeichnet Sisis Aussteuer noch, daneben neunzehn Sommerkleider, die alle nach dem verspielten Geschmack der jungen Braut niedlich verziert waren mit viel Stickerei, Blümchen und sogar aufgenähten Kornähren. Selbstverständlich gehörte auch ein schwarzes Kleid für etwaige Trauerfälle zur Grundausstattung. Die Garderobe hatte einen Wert von 50 000 Gulden, das kostbarste Stück war der geliebte blaue Samtmantel mit Zobelkragen und Zobelmuff – auch dieser ein Geschenk des Kaisers.

Komplettiert wurde der Outfit durch 113 Paar Schuhe – Imelda Marcos käme damit vermutlich nicht eine Woche aus. Sisi haben sie aber auch nicht lange gereicht, angeblich kaufte sie schon kurz nach der Hochzeit für 800 Gulden neue Schuhe.

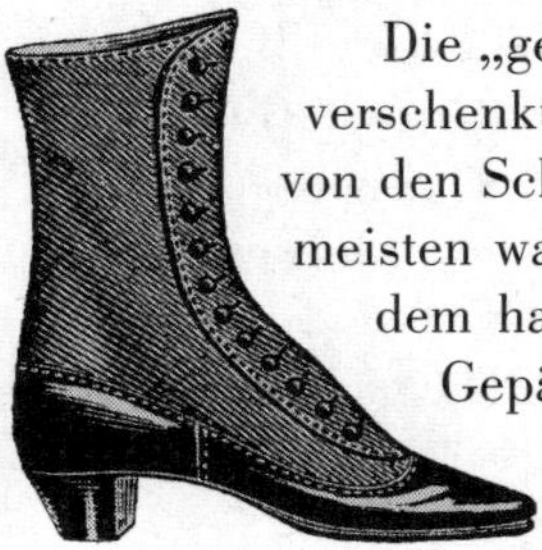

Die „getragenen“ wurden alter Tradition zufolge verschenkt. Sie hielten allerdings auch nicht lange, von den Schnürstiefeln einmal abgesehen, denn die meisten waren aus Samt, Atlas oder Seide. Außerdem hatte Sisi drei riesengroße Krinolinen im Gepäck und natürlich sieben Korsetts, wovon drei Spezialkorsetts zum Reiten waren.

Die Mama hatte an alles gedacht ...

Damals schlief das Kind noch nicht in nassen Tüchern, sondern in edler Wäsche – sie hatte jetzt schließlich einen Gatten. Also packte Ludovika ihrer Kleinen auch drei Dutzend Nachthemden aus Batist mit Spitzen ein, 144 reich verzierte Unterhemdchen und Höschen, 14 Dutzend Seidenstrümpfe, zehn Nachtjäckchen aus Musselin und Seide, zwölf gestickte Nachthauben, drei Häubchen zum Negligé, sechs Dutzend Unterröcke aus Piqué und – befremdlicherweise – 24 Nachthalstücher. Über den Zweck eines solchen Objekts können wir heute nur noch spekulieren – möglicherweise waren die Schlösser damals recht zugig. Dann brauchte das Kind noch 24 Umhänge zum Frisieren und drei Badehemden (vermutlich aus Schicklichkeitsgründen).

Und sogar Accessoires hatte die Mama mit eingepackt, damals hießen sie „Putz-Gegenstände“: Federn, Rosenblätter und Apfelblüten aus Stoff für die Haare, Perlen, Spitzen, Bänder, Blumenkränze. Und natürlich Hüte, sechzehn Stück an der Zahl. Die meisten waren weiß und rosa, mit Federn und Spitzen geschmückt, aus Stroh oder Stoff.

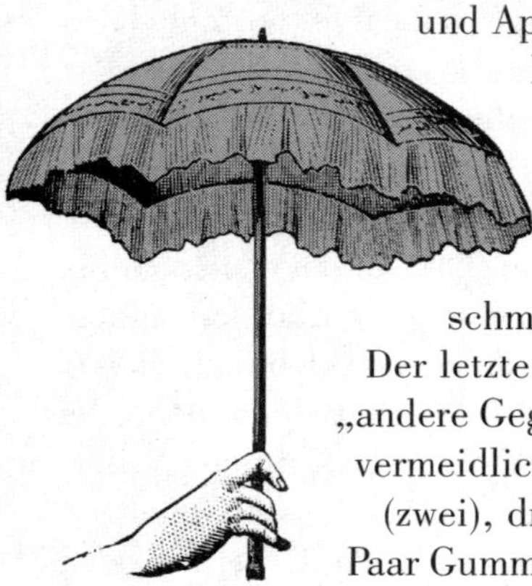

Der letzte Posten auf der Inventarliste sind „andere Gegenstände“, dazu gehörten die unvermeidlichen Fächer (zwei), Regenschirme (zwei), drei Sonnenschirme und auch drei Paar Gummigaloschen für's Grobe.

Keineswegs ein Luxusweibchen

Für die sechzehnjährige Sisi stellte diese Ausrüstung den Gipfel des Luxus dar. So viele schöne Sachen hatte sie in ihrem Leben noch nie besessen. Aber: Für die Wiener Verhältnisse der damaligen Zeit war die Ausrüstung der neuen Kaiserin immer noch bescheiden.

Sisi selbst hat sich mehr als einmal mokiert über den lästigen Zwang, immer die Schönste sein zu müssen und stets vorbildlich gekleidet zu erscheinen. Sie soll zwar gern einkaufen gegangen sein, für diesen Zweck standen ihr immerhin 100000 Gulden im Jahr zur Verfügung – ausschließlich für Kleidung und „Putz“. Dennoch hat sie sich häufig bei ihren Hofdamen beklagt, als Anziehpuppe mißbraucht zu werden.

Und auch das krasse Mißverhältnis zwischen dem verschwenderisch lebenden Hofe und den einfachen Ständen hat sie in ihrem Tagebuch sehr wohl angeprangert: „Warum sollte

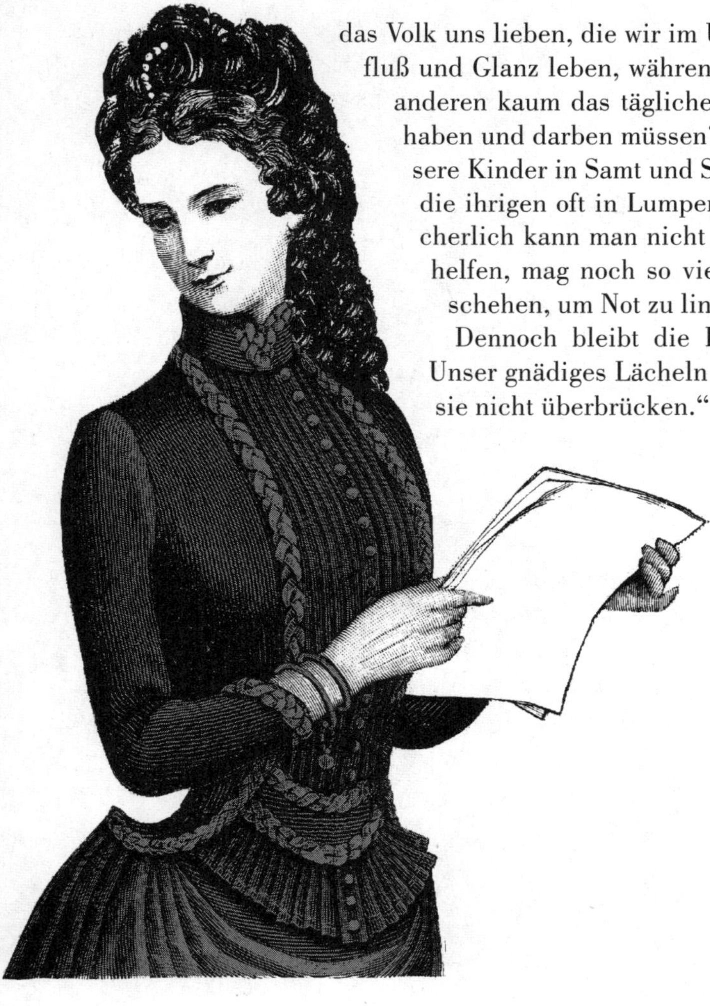

das Volk uns lieben, die wir im Überfluß und Glanz leben, während die anderen kaum das tägliche Brot haben und darben müssen? Unsere Kinder in Samt und Seide, die ihrigen oft in Lumpen! Sicherlich kann man nicht allen helfen, mag noch so viel geschehen, um Not zu lindern. Dennoch bleibt die Kluft! Unser gnädiges Lächeln kann sie nicht überbrücken."

AUF SISIS *TRIMMPFADEN*

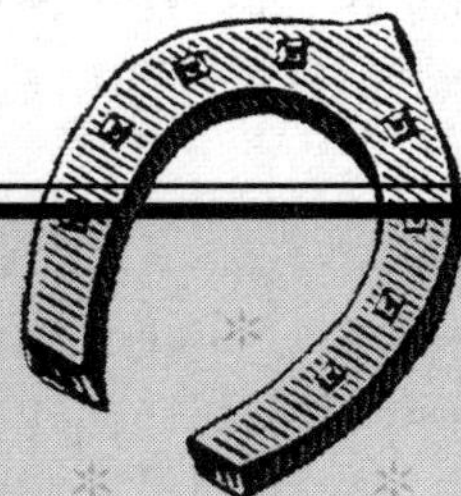

Eine der frühen Sisi-Biographinnen und glühende Verehrerin der Kaiserin, Clara Tschudi (die gern und oft historische Tatsachen etwas „beschönigte" und „verniedlichte") schrieb leicht zweifelnd über Sisis sportliche Aktivitäten: „Elisabeth glaubte blind an die Macht des Sportes, die Gesundheit und Kraft des Körpers aufrecht erhalten zu können." Nun, auch wenn Frau Tschudi offenbar nicht so recht an den Sinn regelmäßiger Leibesübungen glauben mochte – so falsch lag die Kaiserin ja nicht. Das wissen wir heute dank der modernen Sportmedizin.

Nahezu alle Sportarten, die Sisi betrieb, waren aus heutiger Sicht wirklich sehr gesund: Reiten, Schwimmen, Laufen, Turnen. Mit Ausnahme vielleicht des Säbel-, Degen- und Florettfechtens, das sie erst jenseits des 40. Lebensjahres begann. Da überwiegt das extrem hohe Verletzungsrisiko bei weitem die gesundheitlichen Erfolge, die überwiegend im Training des Reaktionsvermögens und der Schnelligkeit liegen. Wie vorteilhaft sich jedoch die anderen Sportarten im einzelnen für den Körper auswirken, das konnte auch Sisis Zeitgenosse Turnvater Jahn nur vermuten – gewußt hat er es damals noch nicht. So tat Sisi vermutlich eher instinktiv und aufgrund ihrer Erziehung im Prinzip für ihre Gesundheit das Richtige.

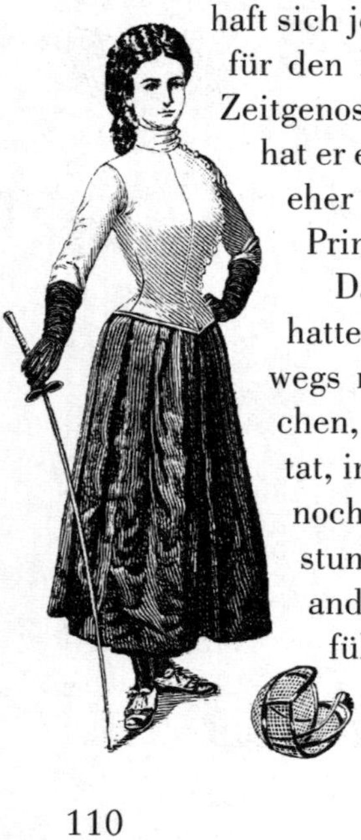

Daß es denn doch wieder das Falsche war, hatte andere Gründe. Und die waren keineswegs nur in ihrer psychischen Situation zu suchen, die Sisi immer wieder bei allem, was sie tat, ins Extreme trieb. Zuviel Sport allein macht noch nicht krank – das beweisen moderne Leistungssportler. Sisi machte vielmehr noch drei andere krasse Fehler, die schließlich dazu führten, daß ihre sportliche Betätigung ihr doch so manches Leiden einbrachte. (Darüber ist heute jedoch leicht räsonieren:

Wer weiß, ob die sportliche Tätigkeit trotz aller Fehler die Kaiserin nicht vor noch Schlimmerem bewahrt hat?)

Fehler Nummer Eins: Nulldiät und Leistungssport

Das paßt natürlich nicht zusammen! Beim Sport erhöht sich der Grundumsatz des Körpers – mehr Kalorien werden verbraucht. Deswegen treiben Menschen unserer Zeit ja auch Sport, um abzunehmen. Was Sisi tat, war nach heutigem Ermessen wirklich Leistungssport – und der zehrt an den Energievorräten. Also muß dem Körper neue Energie zugeführt werden. Gute Lieferanten sind Kohlenhydrate, Eiweiß und Fett. Genau die Dinge, die Sisi höchst selten einmal zu sich nahm. Dabei hätte sie bei dem Sportpensum sogar mit etwas mehr Essen ihre gertenschlanke Figur leicht halten können. Wenigstens eines machte sie richtig: Sisi trank offenbar sehr viel: Wasser, Milch, Suppen, Kaffee, Tee und Fruchtsäfte. So glich sie wenigstens den Flüssigkeitsverlust des Körpers wieder aus.

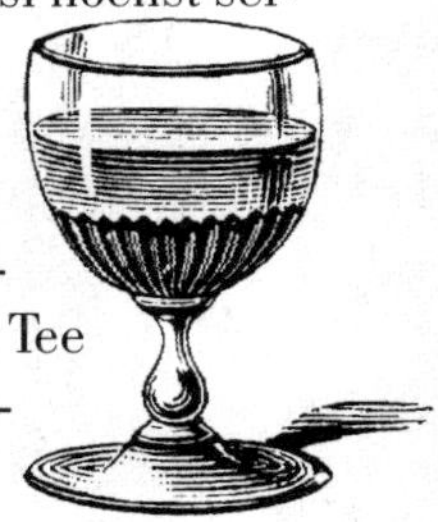

Fehler Nummer Zwei: Falsche Kleidung

Das konnte nicht gutgehen! Zu Ausdauer- und Kraftsportarten, die Herz und Atmung fordern, im eng geschnürten Mieder anzutreten, heißt aus heutiger Sicht wirklich, das Schicksal herauszufordern. Bodenlange Kleider, die aus zahllosen Lagen Stoff bestanden, förderten zudem nicht gerade den Wärmeaustausch des Körpers und behinderten unnötig beim Sport (Verletzungsgefahr!). Ja, und die Schühchen, in denen Sisi sich damals tapfer stundenlang beim Laufen quälte – damit würden heutige Läufer vermutlich nicht einmal Auto fahren. Sisi war insofern schon fortschrittlich, wenn sie beim Turnen zumindest auf die langen Unterröcke verzichtete. Und beim Laufen Schnürschuhe statt Seidenslippern trug.

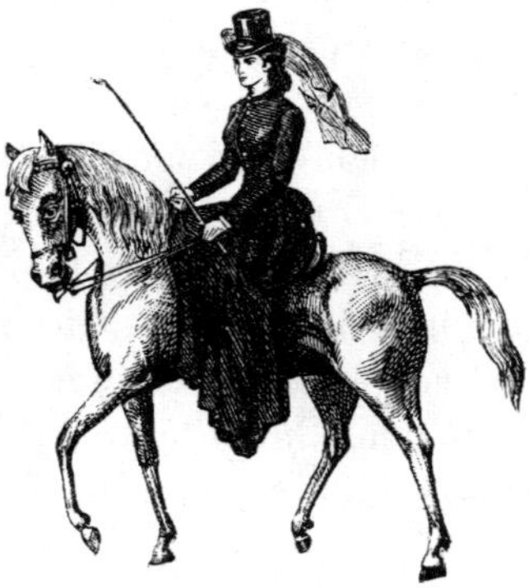

Fehler Nummer Drei: Unnatürliche Haltung

Da ist in erster Linie der Damensitz beim Reiten zu nennen. Eine Haltung, die für einen gemütlichen Spazierritt gerade noch tolerierbar ist, für Turnier- und Kunstreiten jedoch wirklich inakzeptabel. Bei derartigen Leistungen zu Pferde kommt es im Damensitz zu krassen Fehlbelastungen im Hüftbereich und im Rücken. Beim Geräteturnen dürfte Sisi auch wider besseres Wissen manches falsch gemacht – und damit einige Muskelpartien unnötig strapaziert haben. Heutige Fitneßpäpste wissen, daß sanftes, gleichmäßiges Muskelaufbautraining gefordert ist.

Hoch zu Ross

Und voll daneben. Stürze waren bei Sisi keine Seltenheit. Was weniger auf mangelnde Reitkünste zurückzuführen war, sondern darauf, daß sie stets die wildesten, unbezähmbarsten Pferde verlangte. In den weiten Steppen Ungarns soll sie sogar einmal ohne Sattel und im Herrensitz gesichtet worden sein. Clara Tschudi voller Bewunderung: „Selbst die bösartigsten Pferde ließen sich gern von ihr klapsen. Sie setzte über die höchsten Hecken ohne jedes Zagen. Auf den Jagden sprengte sie meist ohne weiteres über Hindernisse, vor denen unerschrockene Reiter Halt machten." Und: „Öfter stürzte das Pferd unter ihr, und sie kam zu Schaden; aber derartige Unfälle vermochten ihre Leidenschaft für das Reiten nicht zu vermindern." Vermutlich dank ihres durchtrainierten Körpers hat Sisi Stürze immer gut abfangen können; jedenfalls sind keine schweren Brüche, Gehirnerschütterungen oder andere ernsthafte Verletzungen überliefert.

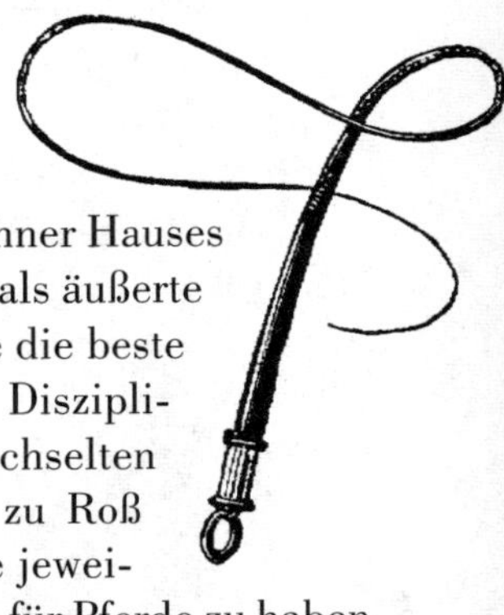

Reiten war Sisis größte Leidenschaft, das hat sie schon als Kind in Possenhofen vom Papa gelernt. Der richtete ihr bekanntlich auch einen kleinen Zirkus für Kunstreitübungen im Garten des Münchner Hauses ein. Sisi nutzte ihn fleißig. Und schon damals äußerte sie ihr ehrgeizigstes Lebensziel: Sie wollte die beste Reiterin der Welt werden. Lediglich die Disziplinen, in denen sie das erreichen wollte, wechselten im Laufe der Jahre. Doch was sie hoch zu Roß auch anpackte, stets bescheinigten ihr die jeweiligen Reitlehrer, ein besonderes Händchen für Pferde zu haben – besser als alle anderen Reiterinnen, die sie je erlebt hatten.

Im ungarischen Schlößchen Gödöllö knüpfte sie an die glücklichen Tage ihrer Kindheit an und übte täglich viele Stunden mit Zirkusreiterinnen die Dressur. Immerhin: Sie sprang schließlich mit ihrem Pferd durch zwei Reifen. Die berühmte Wiener „Hohe Schule“ beherrschte Sisi ebenfalls perfekt.

Mit allergrößter Begeisterung nahm sie jedoch an wilden Parforcejagden in Irland und England teil, wo sie manchen männlichen Jagdteilnehmern den Schneid abgekauft haben soll. Kein Wunder, schon das Durchhaltevermögen der sportgestählten Kaiserin stellte alle anderen in den Schatten: Von 28 angesetzten Jagden in einer Saison nahm sie an 22 teil. Zwei mußten witterungsbedingt abgesagt werden – macht lediglich vier Fehltage für die kaiserliche Hoheit. Nur wenige Teilnehmer sah man so oft auf dem Rücken eines Pferdes – viele weitaus häufiger auf dem Sofa eines Herrenclubs …

Bei einem dieser Jagdausflüge in England lernte Sisi übrigens auch den fünften Earl of Spencer kennen, wegen seines Bartes „der rote Earl“ genannt, einen Vorfahren von Lady Diana Spencer. Mit ihm und seiner reizenden Gattin freundete die Kaiserin sich rasch an. 1878 kamen die beiden auf Einladung zu Besuch in die kaiserliche Sommerfrische nach Bad Ischl, wo sie auch Franz Joseph kennenlernten. Die Freundschaft hielt lange – auch in Gödöllö waren die Spencers gern gesehene Gäste bei Reitveranstaltungen.

Mitte Vierzig, im Jahre 1882, verging Sisi schlagartig der Spaß am Reiten. Viele Chronisten vermuten als Grund die Heirat ihres langjährigen Reitlehrers Bay Middleton, der seiner Frau zuliebe den Dienst quittierte. Denkbar ist jedoch auch, daß Sisi aufgab, weil sie wegen ihrer rheumatischen Beschwerden immer mehr Schwierigkeiten hatte, überhaupt noch mit dem zehn Jahre jüngeren Mann mitzuhalten. Fortan verlegte sie ihre sportlichen Aktivitäten ganz auf das Turnen und Laufen.

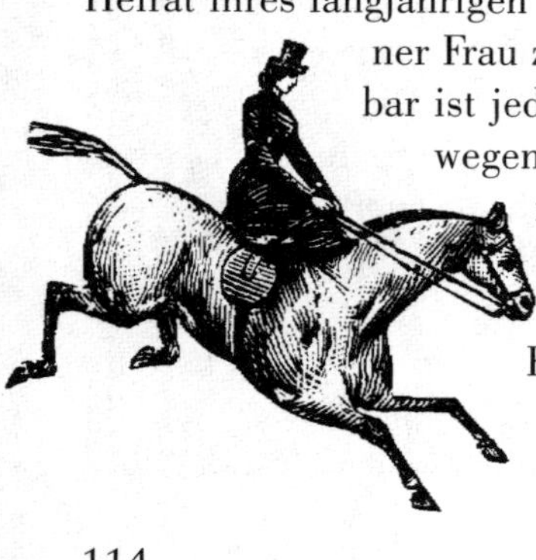

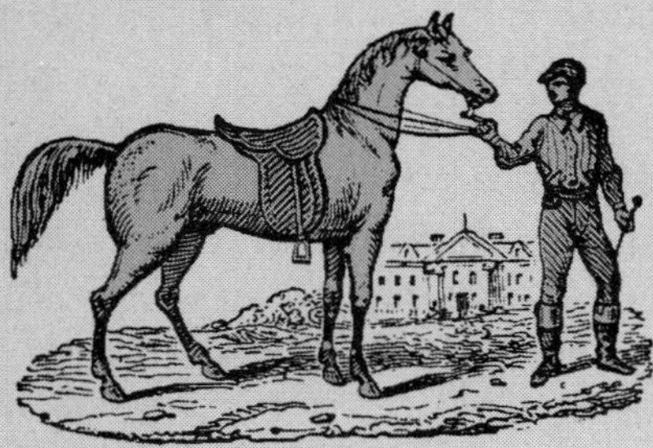

Reisen und reiten: eine teure Allianz

Nicht selten war Sisi auf ihren Reisen mit bis zu 40 Turnierpferden unterwegs. Und das ist dann doch von der Logistik her ein etwas größerer Aufwand als beispielsweise 40 Yorkshire-Terrier zu verschicken. Schließlich stellt so ein Pferd ja auch einen gewissen Wert dar. Und da versteht es sich wohl von selbst, daß weder Kosten noch Mühen gescheut wurden, damit die kostbaren Tiere sicher ans Ziel gebracht wurden. Und dort selbst auch eine bequeme Unterkunft hatten. So wurden speziell konstruierte Pferdetransportwagen für die Bahn angeschafft, und die Kaiserin schreckte auch nicht davor zurück, auf einem kleinen Provinzbahnhof in England zusätzliche Rangiergleise für die Waggons mit der kostbaren Fracht bauen zu lassen.

Was Sportmediziner zum Reitsport sagen

Nach heutigem Wissensstand hat Sisi mit dem Reiten eine vernünftige und gesunde Sportart gewählt. Im Zweifel hat bei ihrer Art zu reiten das Pferd eher Schaden genommen als die Reiterin …

Vorteile

- Der Aufenthalt an frischer Luft versorgt den Körper mit zusätzlichem Sauerstoff.
- Der gleichmäßige Bewegungsablauf löst Verspannungen der Rückenmuskulatur.
- Rumpf-, Gesäß- und Beinmuskeln werden gekräftigt.
- Die Beschäftigung mit dem Tier stärkt die Psyche, vertreibt Depressionen.

Risiken

- Kreuzschmerzen bei untrainierten Hobbyreitern (nicht Sisi!).
- Hohes Verletzungsrisiko (Stürze) beim Parcour- und Dressurreiten.
- Hautschäden durch Schweißbildung am Gesäß, in der Kniefalte („Aufreiten").
- Zerrungen, Mikrofaserrisse, später Verkalkungen im Bereich der Hüftgelenksmuskulatur („Reiterknochen"). (Das könnte Sisi zu schaffen gemacht haben.)

Gut zu Fuss

Das war Ihre Hoheit gewiß. Rund um ihre Leidenschaft zum Laufen sind skurrilste Anekdoten überliefert. So sollen beispielsweise ihre Hofdamen nicht wie anderswo üblich nach Kriterien wie Abstammung oder Fähigkeiten ausgewählt worden sein, sondern lediglich nach ihrem persönlichen Fitneßgrad. Wer in die kaiserlichen Dienste eintreten wollte, brauchte vor allem gesunde Füße und eine Bärennatur. Denn es war undenkbar, daß eine Kaiserin allein durch Wald und Flur eilte. Bodyguards im heutigen Sinne gab es nicht – also mußten die Hofdamen mit. Kein leichtes Leben, denn Mylady joggte schon mal bis zu zehn Stunden täglich.

Das übrigens keineswegs nur im gemäßigten kontinentaleuropäischen Klima. Nein, das tat sie auch unter der sengenden Wüstensonne Ägyptens. Völlig geschockt schrieb der dortige österreichische Abgesandte nach Hause, daß Sisis „durchschnittliche Marschleistung per Tag ca. 8 Stunden beträgt".

Auch Berge sah man die Kaiserin eilenden Schrittes erklimmen, was der Hofstaat verständlicherweise besonders fürchtete. Kammerdiener Ketterl notierte: „Neben ihr her keuchte ihre Hofdame, hinterdrein ein Lakai. Wenn die Kaiserin ihr rasendes Tempo einschlug, warf sie alle Augenblicke bald den Mantel, bald die Jacke, dann den Shawl oder den Pelz ab, und der Lakai mußte die einzelnen Kleidungsstücke, wie sie die Kaiserin auf die Erde fallen ließ, aufheben und ihr nachschleppen."

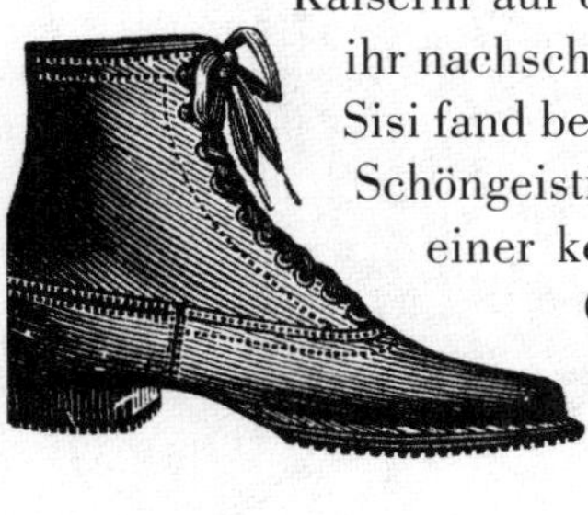

Sisi fand beim Laufen aber auch noch Muße für Schöngeistiges und die Fortbildung. Denn noch einer keuchte hinter ihr her: Der Grieche Christomanos, der Sisi beim Laufen vorlesen mußte! Auch ein hartes Los bei dem Tempo …

Gelegentlich wurden die kaiserlichen Jogger schon mal von der Polizei eingeholt, die nämlich glaubte, daß die Damen von irgendeinem Bösewicht verfolgt würden, weil sie gar so schnell rannten …

Bei aller Wahrheitsliebe: Diese Frau kann nicht schwindsüchtig oder sonstwie schwer krank gewesen sein. Denn für ein derartiges Laufpensum braucht man eine eiserne Gesundheit. Da machen selbst jüngere, gesunde Menschen vorher schlapp!

Was Sisis Laufstil betrifft, so muß der nach heutigen Maßstäben irgendwo zwischen Joggen und Walking, also schnellem Gehen, angesiedelt werden. Und wenn man sich die Kilometer ansieht, die Ihre Hoheit täglich bewältigte – dann drängt sich der Vergleich mit dem New Yorker City-Marathon förmlich auf.

Kaiserin „Wetterfest"

Von Sisi stammt auch eine ganz neue, bisher nicht dagewesene Form der Lyrik, das sogenannte „Sportgedicht":

„Im Mondenschein, in Sonnenhitz
Bis zu der höchsten Felsenspitz
Steig' täglich ich hinan.
Ob's donnert auch und stürmt und blitzt,
Ob droben grauer Nebel sitzt,
Was liegt mir wohl daran!"

Was Sportmediziner zum Laufen sagen

Da sind sie ausnahmsweise einmal alle einer Meinung: eine der gesündesten Sportarten überhaupt. Selbst Übertreibung, so wie Sisi es gemacht hat, wird nur für Untrainierte und Menschen mit falschem Schuhwerk (Sisi, leider!) gefährlich.

Vorteile

- Stärkung von Herz und Kreislauf, Senkung des hohen Blutdrucks und der Blutfettwerte, insgesamt ein geringeres Infarktrisiko.
- Heute wird sogar ein besserer Schutz vor Krebs unterstellt.
- Die Hirndurchblutung wird gesteigert, was auch die grauen Zellen schneller macht und das Gedächtnis verbessert.
- Laufen baut Streß ab. (Das war wohl nicht das vordringlichste Problem der müßiggehenden Kaiserin …)
- Es kräftigt die Muskulatur.
- Es erhöht die Fettverbrennung und macht sichtbar schlanker.
- Joggen vertreibt Angst und Depressionen.
- Laufen erhöht die Lust auf Sex. (Auch das war eindeutig nicht Sisis Begehr!)

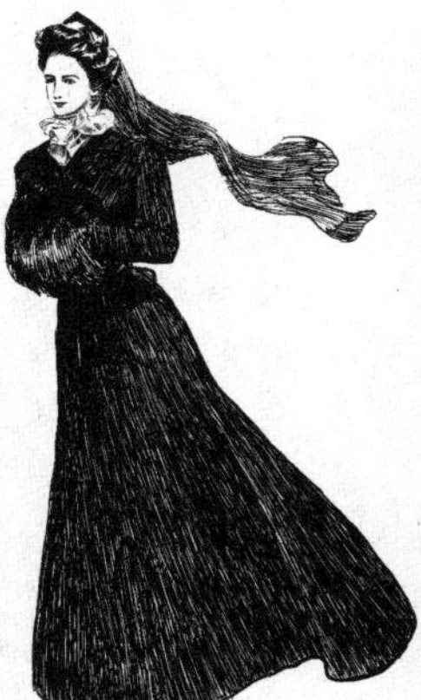

- Orthopädische Schäden können auftreten bei längerem, ausgiebigem Laufen.
- Wer extrem läuft, bekommt früher dünne, brüchige Knochen.
- Ein Laufpensum wie das der Kaiserin erhöht die Gefahr vorzeitigen Verschleißes von Bändern, Sehnen und Muskulatur.
- Wer untrainiert ist und buchstäblich läuft „bis zum Umfallen", riskiert Herz- und Kreislaufkrankheiten.
- Fußschäden bei falschem Schuhwerk sind denkbar.

Wie ein Fisch im Wasser

Da, wo heute die Badestrände für das gemeine Volk sind, nämlich im „Paradies" am Starnberger See, direkt neben dem Schloß Possenhofen, da war früher Sisis Badeparadies. Wohlgemerkt: Wo heute Tausende von Menschen auf mehreren Kilometern Länge nebeneinander und gleichzeitig ins Wasser passen, da badete früher ausschließlich die Familie von Erzherzog Max. Und von denen wiederum eigentlich nur Sisi, denn im See zu schwimmen – das war damals noch mehr Sache der gemeinen Stände als heute. (Heute gehen ja auch Menschen von Stand ins Wasser – allerdings nur an ganz besonderen Badeplätzen, St. Tropez etwa oder Bora Bora.)

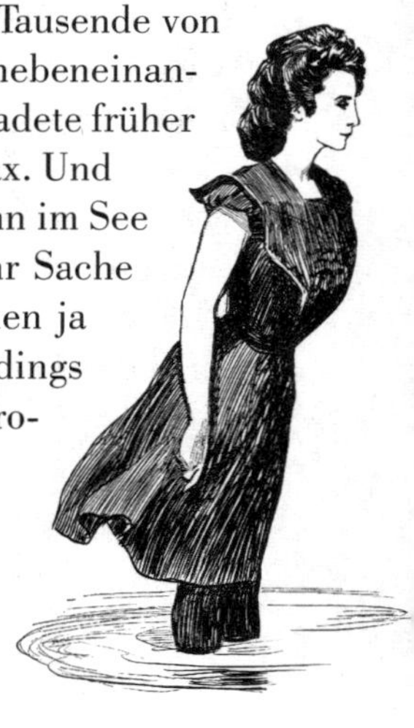

Schon als Kind war Sisi eine ausgesprochene Wasserratte und schwamm stundenlang mit den Kindern der Fischer und Bauern im Starnberger See um die Wette.

Diese Leidenschaft behielt sie zeitlebens bei. Der Kaiser kann wahrhaftig von Glück sagen, daß damals Swimming-Pools und Freibäder noch nicht erfunden waren – welchen Tort hätte Sisi dann wohl dem Wiener Hof angetan ...

So mußte sie sich glücklicherweise darauf beschränken, auf ihren zahlreichen Reisen im Mittelmeer zu baden. Dies tat sie übrigens auch gegen den Rat ihrer Ärzte, die damals von den Heilkräften insbesondere des Meerwassers noch nichts wußten. Daß es der Kaiserin gutgetan hat, ist jedoch historisch überliefert – sie hat sich auf jeder Insel immer bemerkenswert schnell erholt.

Was Sportmediziner zum Schwimmen sagen

Auch mit dieser Sportart lag Sisi goldrichtig. Sie ist, wenn man einen guten Stil schwimmt, mindestens so gesund wie Laufen. Besonders für Menschen mit Gelenk- und Muskelproblemen ist Wasser ideal. Deshalb war Schwimmen für Sisi genau der richtige Ausgleichssport zum Laufen, das ihre Knochen und Gelenke ja sehr strapaziert hat.

Vorteile

- Bessere Fettverbrennung – das macht schlank.
- Die Muskulatur wird besser durchblutet und damit gestärkt.
- Blutdruck und Kreislauf werden stabilisiert.
- Im Meerwasser werden zusätzlich Mineralstoffe und wertvolle Salze durch die Poren aufgenommen. (Das hat Sisi gesund gemacht!)
- Endorphine, Glückshormone, werden freigesetzt – das wirkt entspannend und beruhigend.

- Verkrampfungen durch einen falschen Schwimmstil (Kopf über Wasser).
- Herzanfälle bei Angst- und Panikattacken.
- Unterkühlung in zu kaltem Wasser oder nach zu langem Schwimmen.

Turnstunden im Schloss

Was Ihre Majestät außer dem Wunsch, schlank zu bleiben, bewogen hat, Gymnastik und Geräteturnen anzufangen, ist nicht überliefert. Dafür aber wissen wir genau, wie ihre Zeitgenossen auf die Meldung reagierten, daß im Schloß ein Turnzimmer eingerichtet wurde. Das „Fremden-Blatt" berichtet 1864 irritiert: „Es dürfte gewiß von großem Interesse sein zu vernehmen, daß der Rittersaal in der kaiserlichen Hofburg zu einem Turnplatze eingerichtet ist. Es befinden sich dort alle Turngeräte: die Schwingel, Recke, Barren, Klettergerüste etc. Es turnen daselbst, beinahe täglich durch 2 Stunden, Se. Majestät der Kaiser und die Herren Erzherzöge, vom Hofstaate unter Anderen selbst der greise FM. Heß, sämtlich im Turnkleide ..."

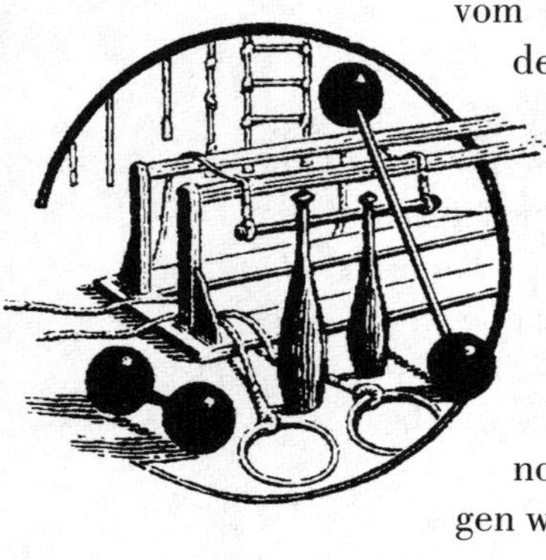

Die Genannten turnten keineswegs. Weder dortselbst noch woanders. Aber es war selbst für Journalisten zu jener Zeit einfach zuviel, sich vorzustellen, daß eine Frau, schlimmer noch, eine Kaiserin am Reck hängen würde. Wohlmöglich auch noch im

Turnkleide! Genau das ist aber dummerweise passiert. Und Journalisten wie Untertanen brauchten einige Jahre, bis sie auch diese Marotte ihrer First Lady verdaut hatten. Sisi focht das alles wenig an, und sie überließ es ungerührt ihrem Gatten, die Redakteure aufzuklären. Und turnte weiter – täglich ein bis zwei Stunden.

Der Mann, der sie auf den richtigen Weg brachte, Turnvater Jahn, hatte sein Fitneßprogramm in der Tat zunächst für Männer konzipiert. Er war der erste, der die Einheit von Körper und Geist predigte. Denn die körperliche Ertüchtigung, so seine Worte, verleiht Stärke, Kraft und Gewandtheit, schafft Selbstvertrauen und Zuversicht.

Im Gegensatz zu seiner späteren kaiserlichen Elevin sprach Jahn aber auch von „Maß und Ziel" bei den Leibesübungen und der „richtigen Verteilung von Rast und Last". Nur so sei langfristig Kondition und Ausdauer aufzubauen. (Sisi hat es trotz Übertreibens geschafft, was wiederum für ihre Konstitution spricht.) Die Sportarten, die Sisi betrieb, waren allesamt Empfehlungen von Jahn, nämlich Turnen an Ringen, Klettern, Werfen, Springen, Fechten, Schwimmen und Reiten.

Diese Ideen fanden übrigens auch in der breiten Bevölkerung bereits zu Lebzeiten von Jahn und Sisi großen Anklang. Es entstanden alsbald überall im Lande Turnplätze mit Klettergerüsten, Reckstangen, Barren, Balancierstangen und Aussichtstürmen (?!). Allerdings nur für Männer, denn die Sache hatte einen praktischen politischen Hintergrund – galt es doch, die männliche Jugend für einen späteren Einsatz an der Kriegsfront zu stärken.

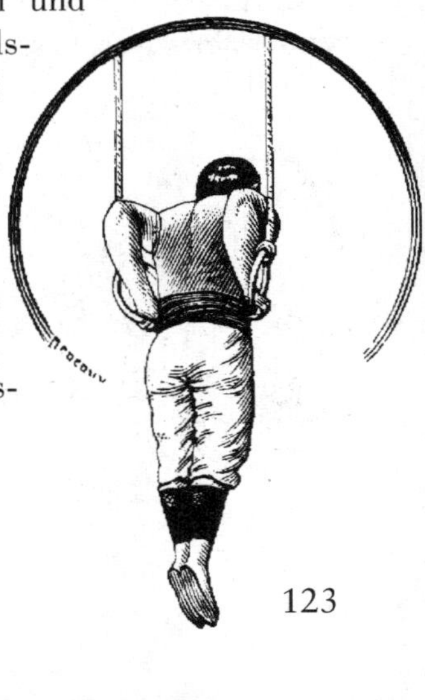

Was Sportmediziner zum Turnen sagen

Uneingeschränkt empfehlenswert, auch die von Turnvater Jahn aufgezeigten Vorteile für Geist und Seele treffen heute noch voll zu. Nimmt man die Erkenntnisse der modernen Gymnastik hinzu, hat man ein wirklich effektives Programm, das den ganzen Körper stählt.

Vorteile

- Gutes Training für Ausdauer und Koordination.
- Alle Muskelpartien werden gekräftigt.
- Die Fettverbrennung wird erhöht.
- Erfolgserlebnisse stärken die Psyche.

Risiken

- Übertreibung und abrupte Bewegungen mit hohem Krafteinsatz können gefährlich werden für Muskeln, Bänder und Sehnen.
- Krafttraining ohne Aufwärmübungen für die Muskeln führt zu Muskelfaserrissen und anderen Verletzungen.
- Gerätetraining birgt für Ungeübte ein hohes Verletzungsrisiko.

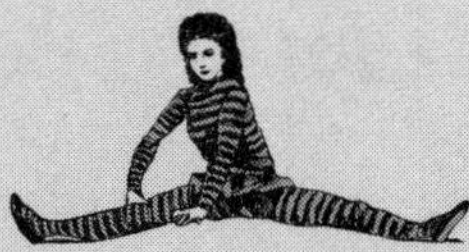

Zum Nachmachen: Sisis Fitnessübungen

Nicht alle Übungen, die Sisi damals gemacht hat, sind aus heutiger Sicht empfehlenswert. Weil sie sich auf den Bewegungsapparat doch eher ungünstig auswirken. Deshalb sind im folgenden Teil nur Übungen ausgewählt, die funktionell vertretbar sind. Beherzigen Sie jedoch die Empfehlung von Turnvater Jahn, stets das richtige Maß zwischen „Rast und Last“ einzuhalten, sprich: zwischen den Übungen kleine Pausen zu machen. Turnen Sie niemals bis zur völligen Erschöpfung, sondern nur, so weit Sie es gut vertragen, und steigern Sie Ihr Pensum langsam. Mehr Wiederholungen erst nach längerem Training ansetzen!

An der Reckstange

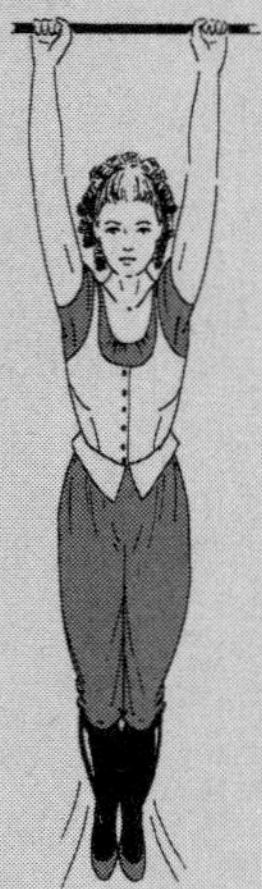
Übung 1

Hier wird in erster Linie die Armkraft und die Körperspannung trainiert. Die Stange wird im Türrahmen so hoch montiert, daß unsere Füße bei ausgestreckten Armen gerade noch den Boden berühren.

Übung 1:

Mit ausgestreckten Armen schulterbreit an die Reckstange hängen, die Handflächen zeigen nach vorne. Mit dem ganzen Körper vor- und zurückschwingen, dabei immer am äußersten Punkt vorne und hinten den Körper bewußt strecken. Kurze Pause, damit sich Hände und Arme erholen können.

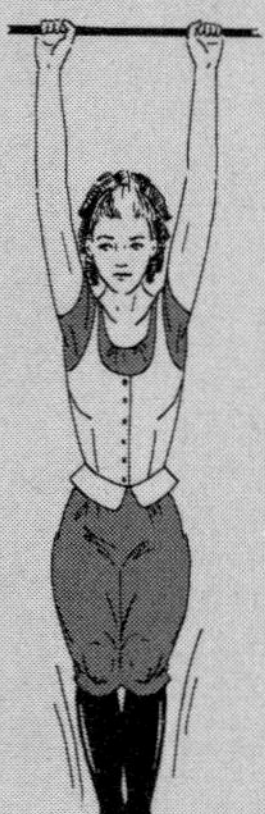
Übung 2

Übung 2:

Mit ausgestreckten Armen schulterbreit an die Reckstange hängen, die Handflächen zeigen nach vorne. Beide Beine vom Boden lösen und die Knie langsam in Richtung Brust hochziehen und wieder senken. Versuchen Sie, zehn Wiederholungen zu schaffen, und pausieren Sie nach dieser anstrengenden Bauchmuskelübung ein wenig.

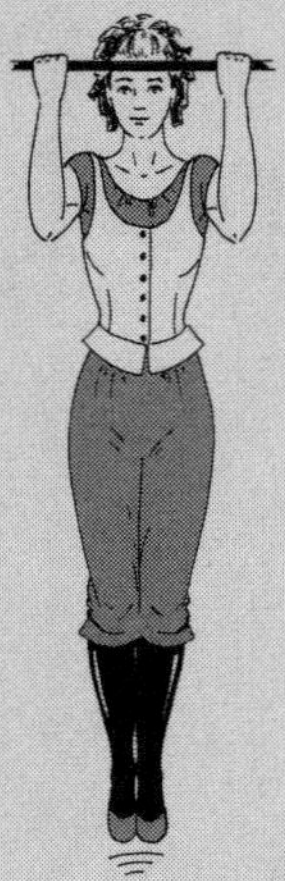

Übung 3

Übung 3:
Mit ausgestreckten Armen schulterbreit an die Reckstange hängen, Handflächen zeigen nach hinten. Beine vom Boden lösen und einige kleine Klimmzüge versuchen. Die Übung ist anstrengend, aber sehr gut zur Armkräftigung. Machen Sie wieder eine Pause bis zum nächsten Übungsblock.

Auf dem Hocker

Er ersetzt bei Ihnen zu Hause Turngeräte wie Reck und Barren. Mit dem Hocker können Sie genauso gute Kräftigungsübungen für den Bauch, den Rücken und die Arme machen. Sie brauchen einen schweren, stabilen Hocker, circa 50 Zentimeter hoch, mit gutem Stand.

Übung 1:

Auf die vordere Kante des Hockers setzen, Beine zur Brust hochziehen. Die Hände umfassen den seitlichen Hockerrand. Beine langsam nach vorne ausstrecken, gleichzeitig den Oberkörper nach hinten legen, bis sich der Körper in waagrechter Position befindet. Diese Position einige Sekunden halten. Langsam in die Ausgangsposition zurückkommen. Machen Sie fünf bis zehn Wiederholungen, je nach Trainingszustand. Bemühen Sie sich, langsame, fließende Bewegungen zu machen und dabei gleichmäßig und ruhig zu atmen.

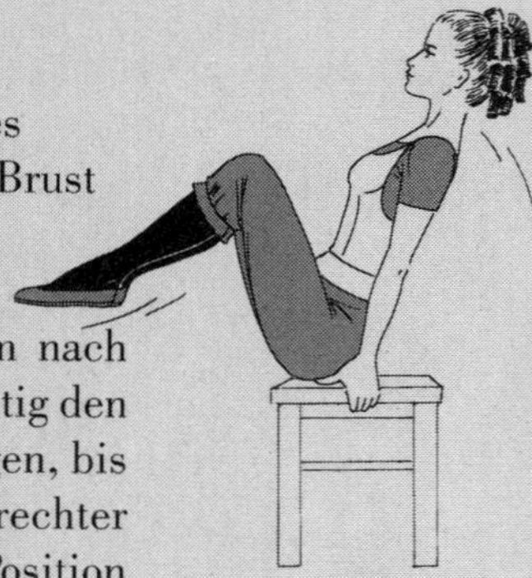
Übung 1

Übung 2:

Mit dem Rücken auf den Boden legen, Beine leicht gegrätscht, Füße auf den Hocker. Langsam das Becken heben, bis der Körper gestreckt ist. Das Gewicht liegt nun nur noch auf Schultern und Fersen. Diese Position halten Sie einige Sekunden. Langsam in die Ausgangsposition absenken. Auch diese Übung fünf- bis zehnmal wiederholen. Fortgeschrittene können die Übung noch variieren, indem Sie in gestreckter Position das gehobene Becken nach rechts und links kreisen.

Übung 2
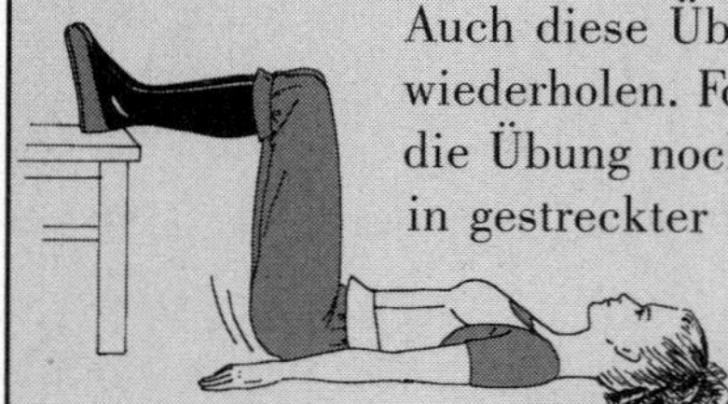

Übung 3:

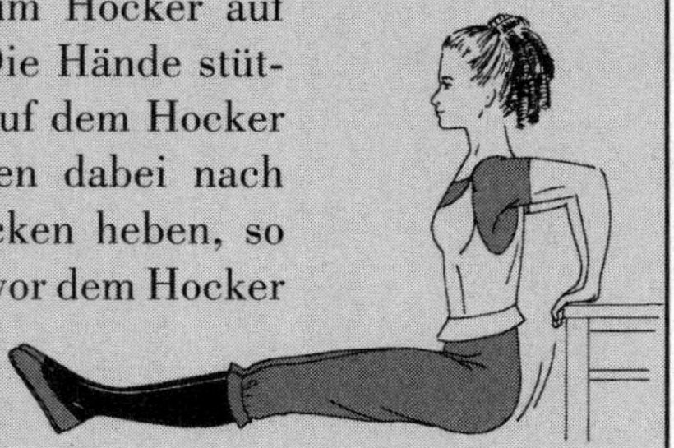

Übung 3

Mit dem Rücken zum Hocker auf den Boden setzen. Die Hände stützen sich rückwärts auf dem Hocker ab, die Finger zeigen dabei nach vorne. Jetzt das Becken heben, so daß Sie im Hochsitz vor dem Hocker sind. Die Arme langsam beugen und strecken, so oft Sie es schaffen. Im Grunde sind dies Liegestützen mit „Hockerhilfe“.

Übung 4:

So weit vom Hocker entfernt niederknien, daß Sie den Hocker gerade noch mit den Händen erreichen. Nun allmählich das Gewicht auf die Schultern verlagern und dabei Arme und Brustmuskulatur dehnen.

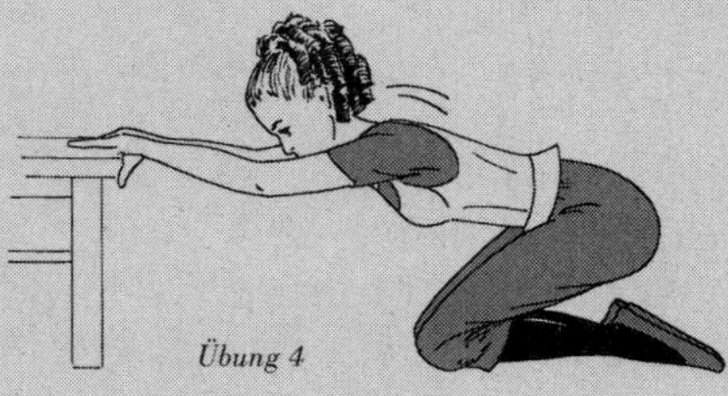

Übung 4

Mit dem Sprungseil

Es ist zwar nicht überliefert, daß Sisi mit dem Sprungseil geturnt hat, aber da es zum Standardprogramm von Turnvater Jahn für Frauen (das er erst in späteren Jahren entwickelte) gehörte, und da Sie zu Hause nicht die Geräte zur Verfügung haben wie Sisi damals in ihrem Turnzimmer, soll es hier als Ersatz dienen. Denselben Effekt wie manche andere Übungen an Geräten hat es allemal.

Alle Übungen sollten Sie zunächst einmal ohne Sprungseil probieren. Das erfordert schon ein hohes Maß an Ausdauer und Koordination – und dient zudem als gutes Aufwärmtraining für die folgenden Übungen mit Seil.

Wichtig: Ermitteln Sie zuerst die individuell richtige Seillänge. Das geht so: Sie stellen sich mit geschlossenen Beinen auf das Seil und nehmen die Seilenden so lang, daß sie bis unter die Achseln reichen.

Ausgangsstellung:

Oberarme eng an den Oberkörper anlegen, Unterarme auf Hüfthöhe seitlich nach außen stellen. Die Seilenden locker in den Händen halten. Außer beim Anschwung, bei dem man mit dem ganzen Arm Schwung holt, werden alle weiteren Schwünge aus dem Handgelenk gedreht.

Übung 1:
In mäßigem Tempo auf der Stelle laufen. Bei jedem zweiten Schritt das Seil überqueren. Zum Beispiel immer mit dem rechten Fuß! Beginnen Sie mit 20 Seilüberquerungen und versuchen Sie bei verbessertem Trainingszustand bis zu 50 mal das Seil zu „überlaufen". Danach eine kleine Verschnaufpause. Trinken Sie ein großes Glas Wasser!

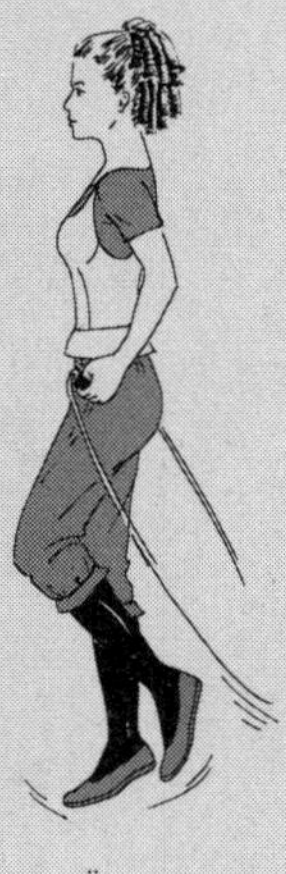

Übung 1

Übung 2:
Mit geschlossenen Beinen über das Seil springen. Zwischen den Sprüngen leicht federn. Achten Sie aber darauf, nicht zu hoch zu springen. Das Seil braucht nur wenige Zentimeter, um unter den Füßen hindurchzuschwingen. Versuchen Sie 20 Wiederholungen!

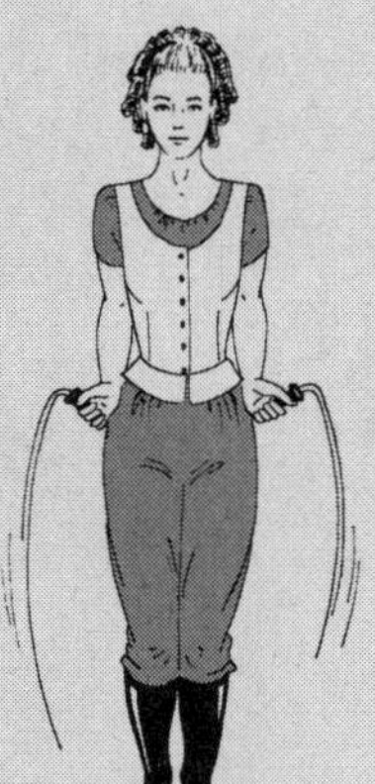

Übung 2

SISIS
SCHÖNHEITS-
GEHEIMNISSE

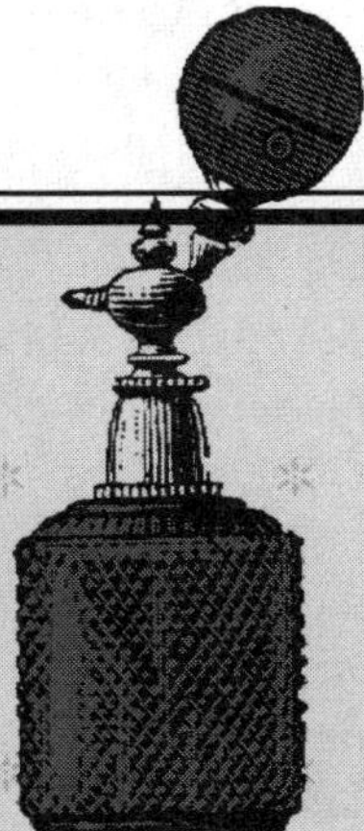

Spieglein, Spieglein an der Wand – wer ist die Schönste im ganzen Land?" „Es ist die Kaiserin von Österreich", muß wohl der Spiegel in den Jahren zwischen 1860 und 1880 geantwortet haben.

Tatsächlich war Sisis Schönheit märchenhaft, wirft man einmal einen Blick auf die vielen Zeichnungen und Fotografien. Und wie oft im Märchen, war es das einfache Volk, das die Schönheit zuerst bemerkte. Wenn Sisi im Prater ausritt, strömten die Menschen zusammen, um sie zu sehen. Erzherzogin Sophie schreibt in ihr Tagebuch: „Es ist die Kaiserin, die sie alle anzieht. Denn sie ist ihre Freude, ihr Idol." Aber auch hochrangige Diplomaten, Grafen und Fürsten hielten mit bewundernden Komplimenten bekanntlich nicht hinter dem Berg.

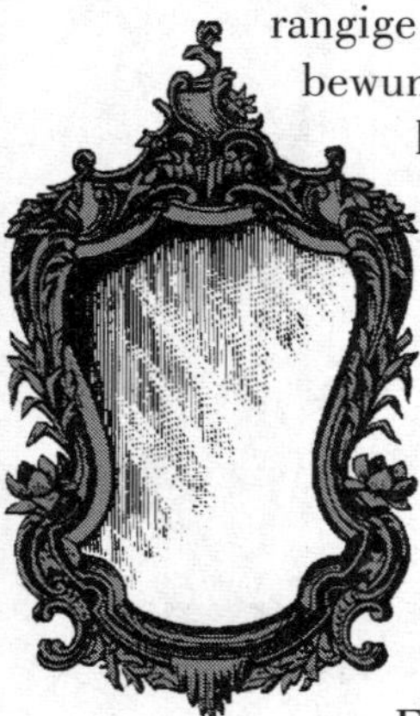

Als „ein Wunder der Schönheit – hoch und schlank, wunderschön geformt, mit einer Fülle von hellbraunem Haar, einer niederen griechischen Stirn, sanften Augen, sehr rothen Lippen mit süßem Lächeln, einer leisen, wohlklingenden Stimme, und theils schüchternen, theils sehr graziösem Benehmen", beschreibt sie 1864 der amerikanische Gesandte in Wien.

Ein Leben lang meißelte die Kaiserin an diesem ihrem vielgerühmten Äußeren. Mit natürlich komponierten Masken, Cremes oder Düften hat es Sisi verstanden, sich in Szene zu setzen wie keine Kaiserin zuvor. Natürlich kannte man zu ihrer Zeit noch keine Chemie und Kosmetiklabors, und es war ganz selbstverständlich, Kosmetik für Körper und Gesicht selber herzustellen und zu mischen. Schmankerln für die Haut holte man sich aus der Küche: Eier, Milch, Honig, Topfen, Schmalz, Butter, dazu Früchte, Fruchtsäfte und Gemüsesäfte. Was dem Magen guttat, mußte auch der Haut guttun, war die landläufige Meinung. Verwendet wurden nur natürliche

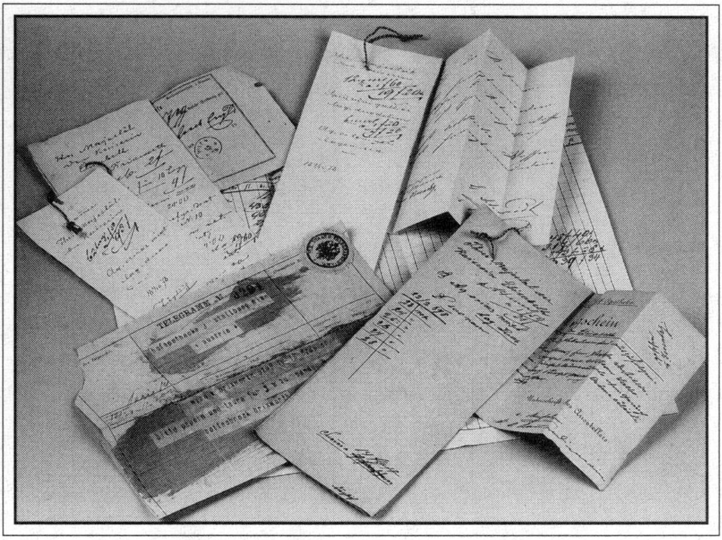

GLÜCKLICHERWEISE SIND SISIS ORIGINALREZEPTUREN FÜR DIE NACHWELT ERHALTEN GEBLIEBEN

Pflanzen und Kräuter. Beispielsweise Erdbeeren und Gurken als Maske, Zitrone für die Mundhygiene, Sandelholz und Vanille für die besondere Duftnote. Sisi selbst hat Lavendel und Veilchen als Duftnote sowie ein ganz schlichtes Eau de Cologne bevorzugt. Einige Stoffe sind in den Originalrezepten allerdings enthalten, die nach heutigen Gesichtspunkten nicht ungefährlich, ja sogar hautschädlich sein können. Andere wiederum sind schlicht überholt, es gibt heute Besseres. Und einige sind gar nicht mehr zu kriegen. Darauf weise ich hin und habe solche Bestandteile durch ähnliche, ungefährliche ersetzt.

Die Zutaten für Sisis Rezepte bekommen Sie vorwiegend im Lebensmittelhandel, in naturheilkundlich orientierten Apotheken und Reformhäusern sowie im Fachgeschäft für „Kosmetik zum Selbermachen". Bedenken Sie jedoch auch hier: Es ist sinnvoller, eine kleine Menge für den baldigen Verbrauch herzustellen, denn, sofern die Rezepturen nicht gerade Öl oder Alkohol enthalten, ist es um ihre Haltbarkeit schlecht bestellt.

Die kaiserliche Gesichtspflege

Auch Sisi wußte schon, daß es der Schönheit nicht eben förderlich ist, mit Make-up ins Bett zu gehen, und daß pflegende Substanzen auf einem gut gereinigten Gesicht viel besser ihre Wirkung entfalten können.

Waschwasser/ Gesichtswasser

Gesichtswasser erfrischt und klärt die Haut. Zusätzlich entfernt es die Reste des Reinigungsmittels und übriggebliebenen Schmutz. Die Haut ist gründlich sauber, und die Poren ziehen sich zusammen. Anwendung: Ein paar Tropfen Gesichtswasser auf die Handfläche geben und sanft ins Gesicht einmassieren. Aber Vorsicht: Gesichtswasser mit Alkohol können bei zu häufigem Gebrauch den Säureschutzmantel der Haut zerstören.

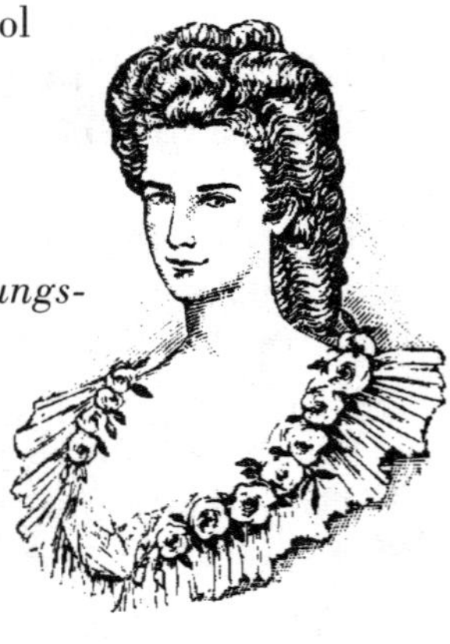

Rosen-Gesichtswasser

Rosenwasser (beruhigend, wirkt entzündungshemmend, antiseptisch und aufbauend),
Borax (durchblutungsfördernd),
Benzoe-Tinktur (wirkt belebend und anregend),
Orangenblütenwasser (zur Parfümierung)

Die Herstellung von Rosenwasser

100 g frische Rosenblätter
1/4 Liter destilliertes Wasser

Das destillierte Wasser erwärmen und über die Rosenblätter gießen. Zugedeckt an einem warmen Ort mindestens 3 Tage ziehen lassen. Anschließend den Sud durch einen Filter gießen und die Rosenblätter gut auspressen. Den Extrakt in einen Flakon füllen und kühl aufbewahren. Das gleiche Herstellungsverfahren gilt auch für Orangenblüten-Wasser.

Dieses Waschwasser hat Sisi ab 1870 häufig benutzt. Das Gesichtswasser sollte die Haut vor Entzündungen und Unreinheiten schützen. Heute weiß man, daß Borax und Benzoe den Säureschutzmantel der Haut angreifen können. Besser ist ein naturreines Gesichtswasser, das Sisi ebenfalls häufig benutzte:

Zitronen-Wasser

30 ml frisch gepreßten Zitronensaft,
50 ml Orangenblütenwasser, 100 ml destilliertes Wasser
Alle Bestandteile miteinander mischen. In eine Flasche füllen und gut durchschütteln. Durch seinen Säuregehalt und den typischen Geruch belebt Zitronenwasser und stellt die Schutzfunktion des Säureschutzmantels angegriffener Haut allmählich wieder her.

Seife

Seifen mit naturreinen Produkten wie Bienenhonig und Bienenwachs pflegen und nähren die Haut. Da aber viele moderne Seifen oft künstliche Duftkomponenten haben, kann ein zu häufiger Gebrauch auch hier dem Säureschutzmantel der Haut schaden.

Honigseife a la Sisi

120 g gelbes Bienenwachs, 60 g weiße Babyseife,
20 g süßes Mandelöl, 50 g Rosenwasser, 1 EL Bienenhonig

Wachs und fein geschnitzelte Seife im heißen Wasserbad zusammenschmelzen. Mandelöl und erwärmtes Rosenwasser unterrühren. Die Masse vom Feuer nehmen, unter Rühren kurz vor dem Erkalten den Bienenhonig untermischen. Kleine runde Bällchen formen.

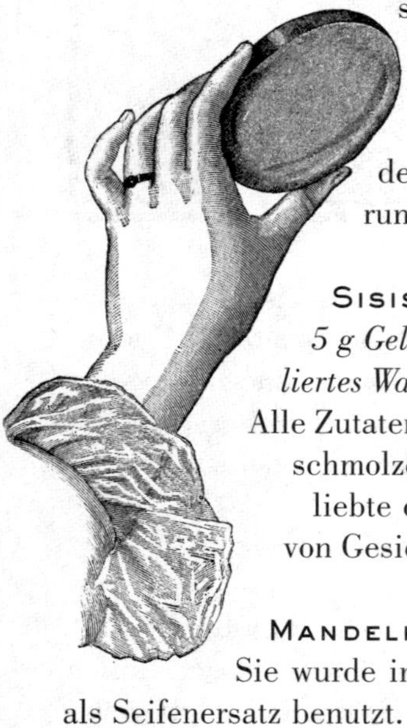

Sisis Reinigungsmilch

5 g Gelatine, 180 g Glycerin, 60 ml destilliertes Wasser, einige Tropfen Rosenöl

Alle Zutaten werden im Wasserbad zusammengeschmolzen, anschließend erkalten lassen. Sisi liebte diese Milch besonders zur Reinigung von Gesicht und Dekolleté.

Mandelkleie

Sie wurde in den kaiserlichen Hofgemächern oft als Seifenersatz benutzt. Sie bestand aus: *300 g Mandelmehl, 150 g Bohnenmehl, 38 g Veilchenwurzelpulver, 12 g Borax-Pulver, 2 g Bittermandelöl, 0,5 g Geranium-Öl (stärkend, anregend, antiseptisch), Iris-Tinktur, 0,1 g echtes Rosenöl.*

Wirkung: Mandelkleie kuriert beanspruchte Haut schnell, erfrischt und regeneriert.

Masken, Kompressen und Brauenfärbemittel

Sisi hatte so ihre kleinen Tricks, der Natur auf die Sprünge zu helfen und erste, verräterische Zeichen von Müdigkeit und Alter zu kaschieren. Masken und Kompressen sollen die Haut pflegen, Hautprobleme beseitigen oder mildern und die natürliche Hautalterung hinauszögern. Sie können aber auch angewendet werden, um kurzfristig zu besonderen Anlässen das Aussehen zu verbessern. Wichtig: Masken und Kompressen werden immer auf die gründlich gereinigte Gesichtshaut aufgetragen. Sie sollten mindestens 20 Minuten auf der Haut bleiben, damit die Wirkstoffe gut aufgenommen werden können.

Erdbeer-Maske

War Sisis berühmteste Maske. Ihre Nichte Marie Larisch-Wallersee berichtet: „In der Erdbeerzeit bestrich sie sich Gesicht und Hals mit der zerdrückten Frucht.“ Heute weiß man: Erdbeeren sind besonders reich an Vitamin C, verjüngen die Körperzellen, machen die Haut strahlender. Tip: Die pürierte, frische Frucht hält auf dem Gesicht nicht besonders gut. Mit 2 EL Quark und 1 TL Honig verquirlen!

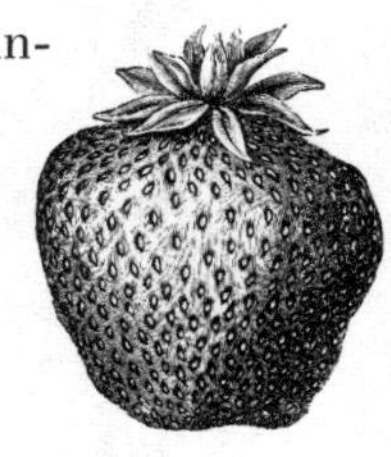

Eigelb-Maske

1 Eigelb, 1 TL Bienenhonig, 5 ml Olivenöl (wegen des besseren Geruchs bevorzugt man heute Sojaöl oder Avocadoöl)
Zutaten miteinander verquirlen und mit einem Pinsel auf Gesicht und Hals auftragen. Die Maske eignet sich besonders für zarte, empfindliche Haut, wirkt nährend und glättend.

Gurken-Kompresse

1/2 Salatgurke, 1 EL Bienenhonig

Die pürierte, gut abgetropfte Gurke mit dem Honig verrühren und die entstandene Paste auf Gesicht, Hals und Dekolleté streichen. Wirkt erfrischend, besonders im Sommer oder nach einer durchfeierten Nacht.

Haferflocken-Milch-Maske

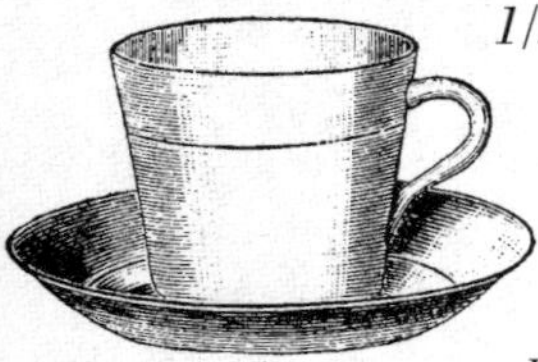

1/2 Tasse feine Haferflocken, 1/2 Tasse Milch, 2 EL Rosenwasser

Haferflocken und Milch zu einem dicken Brei kochen. Etwas abkühlen lassen, dann das Rosenwasser unterrühren. Die warme Paste auf Gesicht, Hals und Dekolleté auftragen. Wirkung: glättet, strafft (speziell bei älterer Haut).

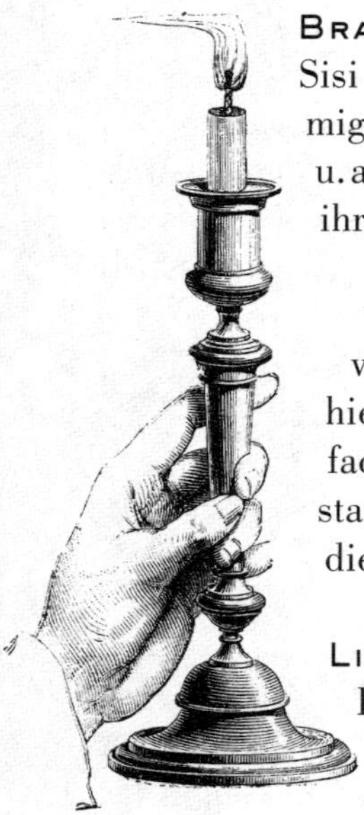

Brauenfärbemittel

Sisi liebte das Natürliche, lehnte jede Art von Talmiglanz ab. In ihren Gedichten äußert sie sich u.a. verächtlich über die Fürstin Metternich, die ihrer Meinung nach die Brauen zu schwarz und die Lippen zu rot anmalte. Aber ein wenig Brauenfärbemittel benutzte auch Sisi. Wie viele ihrer Zeitgenossinnen bediente sie sich hier eines ganz einfachen Tricks: Sie hielt einfach einen Teller über eine Kerze. Das so entstandene Lampenschwarz oder Ruß pinselte sich die Kaiserin auf die Brauen.

Lippenrot und Wangenrouge

Lampenschwarz war auch die Grundlage für Lippenstift und Rouge. Hinzu kam außerdem Rizinusöl, Bienenwachs und ein Stück Alcannawurzel, die für die rote Farbe sorgte.

Körperpflege in den höfischen Gemächern

Für ihren Teint wie Honig und eine Haut wie Samt und Seide war Sisi berühmt. Das kam nicht von ungefähr, sondern brauchte vielmehr jede Menge ausgeklügelter Pflege. Auch Sisi wußte, daß für die Haut nach dem Baden eine sanfte Körperpflege mit Lotion oder Ölen sehr wichtig ist. Sie schützen die Haut vor äußeren Einflüssen, mildern Hautprobleme und zögern den Alterungsprozeß hinaus. Sisi benutzte nach dem Waschen gerne eine:

Kamille-Rosen-Lotion

20 g Kamillenblüten, 200 ml Wasser, 30 ml Rosenwasser, 20 ml Zitronensaft

Kamillenblüten 3 Minuten lang im Wasser kochen und den Tee zugedeckt erkalten lassen. Danach durch ein Haarsieb gießen und den Pflanzenrückstand auspressen. Den entstandenen Kamillentee mit Rosenwasser und Zitronensaft vermischen. Die entstandene Tinktur in kleine Fläschchen gießen. Belebt und beruhigt die Haut, macht sie samtigweich und mindert Hautunreinheiten. An heißen Tagen oder nach anstrengenden Ausritten bevorzugte die Kaiserin ein:

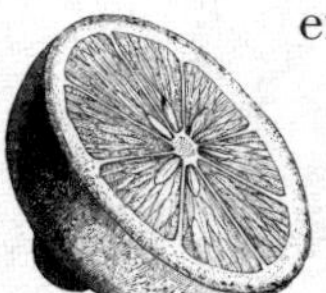

Lavendel-Erfrischungsöl

30 g Lavendelblüten, 10 g Johanniskrautblüten, 20 g Kornblumen, 200 ml Sojaöl, 1/4 Liter Weißwein (austauschen gegen 1/4 Liter destilliertes Wasser)

Blüten und Kornblumen fein zerreiben, mischen und in ein Glas schichten. Das Sojaöl mit dem destillierten Wasser verquirlen und über die Kräuter gießen. Das Ganze ein paar Tage ziehen lassen. Danach unter ständigem Rühren im heißen Wasserbad erhitzen, durch ein Sieb gießen. Den Extrakt in kleinen Fläschchen aufbewahren.

Veilchen-Lotion

Sisis Lieblingsblume, das Veilchen, durfte natürlich auch nicht in ihrer Kosmetik fehlen. Aus *30 g Veilchenblüten, 1/4 Liter Apfelessig, 100 ml destilliertem Wasser* und *10 g Veilchenwurzelpulver* mischte die Kaiserin ihre Lieblingslotion.

Quitten-Tonic-Wasser

30 g Quittenkern, 200 ml destilliertes Wasser,
50 ml Hamameliswasser

Quittenkerne 5 Minuten in destilliertem Wasser kochen. Die breiige Masse durch ein Sieb passieren. Nach dem Erkalten mit dem Hamameliswasser vermischen. Dieses besonders milde Wasser eignet sich nicht nur zur Körperpflege, sondern hilft auch bei geschwollenen Augenlidern und Tränensäcken. Ebenso heilen kleine Hautrisse rascher.

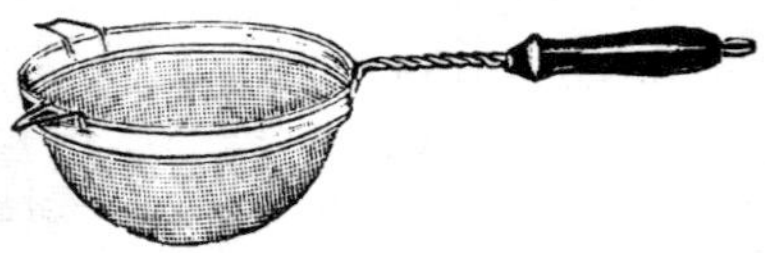

Kaiserliche Mundhygiene

Sisis einziger Schönheitsfehler waren ihre gelblichen, kariösen Zähne. Die Kaiserin ließ deshalb kein Rezept ungenutzt, um ihr Manko auszugleichen. Doch so wirkungsvolle Rezepturen, wie sie die heutige Zahnmedizin kennt, standen der Kaiserin nicht zur Verfügung. Sie behalf sich mit diesen, für damalige Verhältnisse auch recht wirkungsvollen Mixturen:

Zitronen-Zahnpulver

10 g Meersalz, 50 g Kaolin, 15 g Milchzucker,
15 g medizinisches Seifenpulver, 10 g frischer Zitronensaft,
5 g Natriumcarbonat (Natron, Speisesoda)

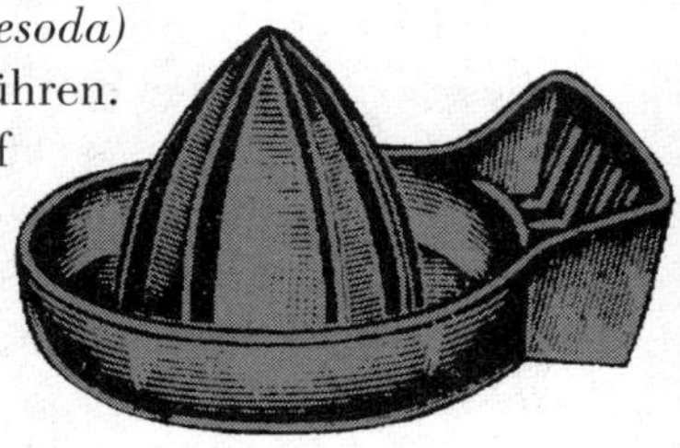

Alle Bestandteile miteinander verrühren. Das so entstandene Zahnpulver auf eine angefeuchtete Zahnbürste streuen und die Zähne vom Zahnfleisch zur Zahnfläche hin putzen. Wirkt desinfizierend, kräftigend und sanft bleichend.

Zahnseide

Dieses Rezept braucht heute niemand mehr selber herzustellen, da man Zahnseide in jeder Apotheke kaufen kann. Damals brauchte man: 1 Rolle weiße Nähseide und 1 weiße Kerze. Vor dem Gebrauch zog man die Nähseide durch den unteren Teil einer weißen Kerze. Die Anwendung ist die gleiche wie heute: Man zog die „Zahnseide" zwischen den Zähnen durch und konnte so Speisereste nachhaltig entfernen.

Eibisch-Mundtonikum

10 g Eibischwurzel, 10 g Anissamen, 10 g Fenchelsamen,
150 g medizinischen Alkohol (50 %)

Kräuter zerkleinern und miteinander mischen. In ein Glas schichten und mit Alkohol übergießen. Verschlossen 10 Tage ziehen lassen. Anschließend durch ein Sieb oder Kaffeefilter passieren. Das entstandene Eibisch-Tonikum wird tropfenweise auf ein Glas Wasser zur täglichen Mundspülung verwendet. Wirkung: hilft bei Zahnfleischentzündungen, Zahnfleischbluten und leichter Parodontose. Macht den Atem frisch.

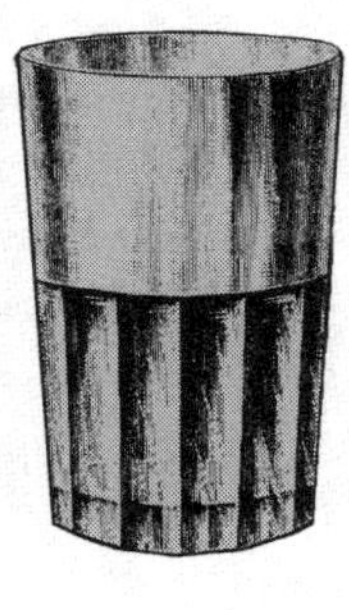

Cremes für besondere Zwecke

Pflegecremes sollen die Haut bei großer Beanspruchung und vor Umwelteinflüssen schützen, Hautprobleme beseitigen und den Alterungsprozeß verzögern. Es ist deshalb wichtig, die Haut regelmäßig einzucremen, damit sie lange zart und glatt bleibt. Tip: Damit eine Creme sahnig und fein wird, muß man sie so lange rühren, bis sie vollständig erkaltet ist. Sie läßt sich dann leichter auftragen, wird von der Haut schneller absorbiert.

Rosenblüten-Creme für junge Haut

5 g Bienenwachs, 5 g Kakaobutter, 6 g Stearinsäure, 3 g Magnesiumstearat, 15 ml Sojaöl, 15 ml Mandelöl, 30 ml Rosenwasser

Bienenwachs, Kakaobutter, Stearinsäure, Sojaöl und Mandelöl im Wasserbad erhitzen. Anschließend das Magnesiumstearat einrühren. Jetzt das Rosenwasser auf ca. 60 Grad erwärmen und zu den übrigen Zutaten geben. Mit dem Mixer alles noch einmal kräftig rühren. Es entsteht eine milchige Flüssigkeit, die beim Abkühlen fest wird. Zum Schluß die Creme kaltrühren und in eine Cremedose füllen.

Gold-Creme

Diese berühmte Creme durfte auf keinem Toilettentisch bei Hofe fehlen. Der Name beruht auf dem kühlenden, erfrischenden Effekt, den die Creme auf der Haut hat. Denn die Wasser-Öl-Emulsion ist nicht sehr stabil, bricht auf der Haut. Das Wasser kann deshalb schneller verdunsten. Die Creme wirkt angenehm kühlend:

10 g Mandelöl, 12 g Kakaobutter, 12 g Bienenwachs, 10 ml Rosenwasser

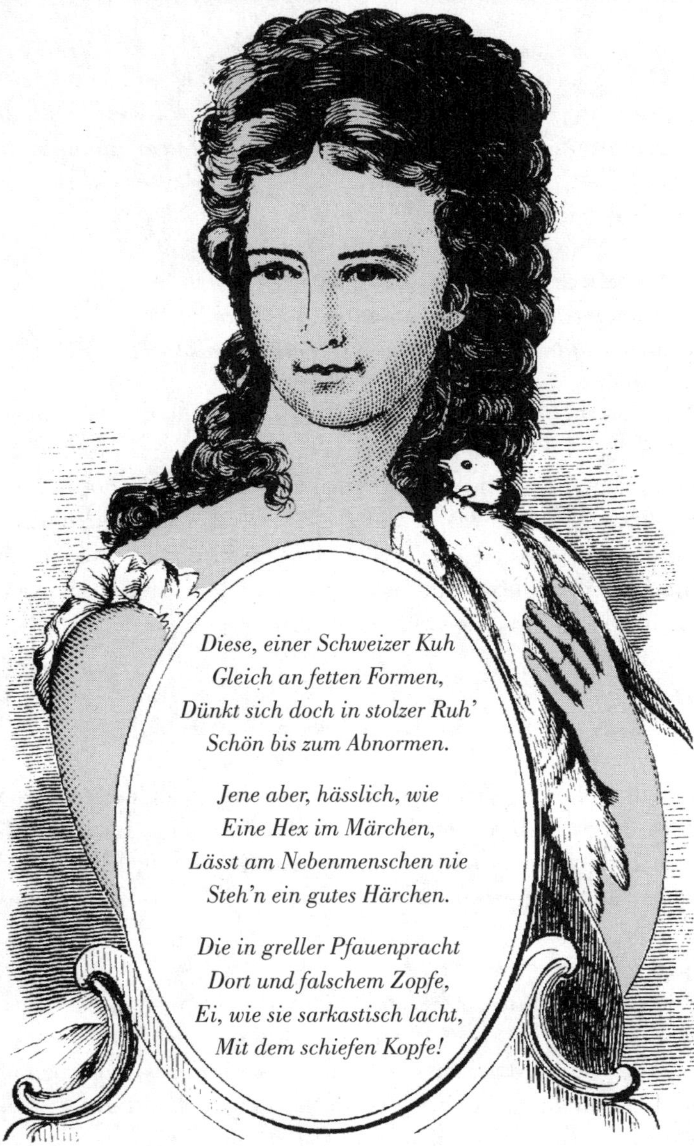
Diese, einer Schweizer Kuh
Gleich an fetten Formen,
Dünkt sich doch in stolzer Ruh'
Schön bis zum Abnormen.
Jene aber, hässlich, wie
Eine Hex im Märchen,
Lässt am Nebenmenschen nie
Steh'n ein gutes Härchen.
Die in greller Pfauenpracht
Dort und falschem Zopfe,
Ei, wie sie sarkastisch lacht,
Mit dem schiefen Kopfe!

So urteilte die Kaiserin über andere Damen am Hofe

Bienenwachs und Kakaobutter im heißen Mandelöl schmelzen und so lange rühren, bis das Gemisch fest wird. Unter ständigem Rühren nach und nach das Rosenwasser dazugeben. Zum Schluß die Creme so lange rühren, bis sie erkaltet ist. In eine Cremedose füllen.

Orangenblüten-Frischcreme

4 g Bienenwachs, 6 g Kakaobutter, 5 g Stearinsäure, 3 g Magnesiumstearat, 10 ml Mandelöl, 5 ml Avocadoöl, 5 ml Sojaöl, 25 ml Orangenblütenwasser

Bienenwachs, Kakaobutter, Stearinsäure, Mandelöl, Avocadoöl und Sojaöl im Wasserbad erhitzen, bis eine klare Schmelze entstanden ist. Dann das Magnesiumstearat einrühren. Jetzt das Orangenblütenwasser auf ca. 60 Grad erwärmen und zu den übrigen Zutaten geben. Mit dem Elektromixer alles noch einmal kräftig durchrühren. Zum Schluß die Creme langsam kaltrühren und in eine Cremedose füllen.

Sisis Duftessenzen

Zu Sisis Zeiten kannte man noch keine chemisch hergestellten Düfte. Jedes Parfüm oder Eau de Toilette war ein kleines Duftkunstwerk, das aus frischen Kräutern, Gewürzen, Blüten und Alkohol komponiert wurde. Sisis Lieblingsduft war natürlich das

Veilchenduftwasser

100 g frisch gepflückte Veilchenblüten, 80 ml Alkohol (50 %), 100 ml destilliertes Wasser

Die Veilchenblüten in ein Glasgefäß schichten, den Alkohol darübergießen. Zirka eine Woche an einem dunklen Ort stehenlassen. Durchfiltern, mit destilliertem Wasser aufgießen. Vor dem Gebrauch gut durchschütteln. Wahlweise kann statt der Veilchen Lavendel verwendet werden.

Zimtparfüm

4 Stangen Zimt, 150 ml Rosenwasser,
60 ml Orangenblütenwasser, 100 ml Alkohol (90 %)

Zimtstangen in einen Parfümflakon geben und den Alkohol darübergießen. Verschlossen ca. 3 Wochen lang an einem dunklen Ort aufbewahren. Danach die Zimtstangen entfernen und mit Rosen- und Orangenblütenwasser aufgießen.

Sandelholzwasser

20 ml Sandelholzöl, 200 ml Hamameliswasser,
100 ml Alkohol (90 %)

Das Sandelholzöl in den Alkohol gießen. Anschließend mit Hamameliswasser auffüllen. Der herbe Duft eignet sich sehr gut für Männer und war z.B. der Lieblingsduft von Kronprinz Rudolf.

Vanille-Parfüm

2 Stangen Vanille, 80 ml Alkohol (50 %),
1/4 Liter destilliertes Wasser

Vanillestangen mit Alkohol übergießen und drei Tage in einem geschlossenen Gefäß ziehen lassen. Anschließend Vanillestangen entfernen und den Duft mit destilliertem Wasser auffüllen.

Badekult am Hofe

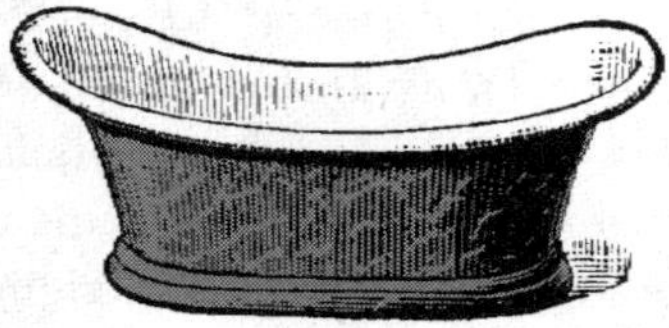

Zu Sisis Zeiten war das Vollbad ein Luxus, den sich die meisten Menschen nicht leisten konnten, schon aus dem einfachen Grund, weil sie gar keine Badewanne besaßen. Der eine oder andere besuchte hin und wieder ein öffentliches Bad. Aber die erlesenen Kräuter und Öle, die Sisi benutzte, blieben dem einfachen Volk sicher zeitlebens ein Geheimnis. Die Kaiserin von Österreich jedenfalls trieb einen regelrechten Badekult, schwelgte mehrmals pro Woche in pflegenden Öl-, Honig- und Kräuterbädern. Ihre Lieblingsrezepte:

Olivenöl-Bad

3 Liter Olivenöl, 2 Tassen Honig.

Olivenöl und Honig in einem Topf erhitzen und ins laufende Badewasser gießen. Dieses speziell für trockene Haut geeignete Bad liebte Sisi besonders. Sie hatte es allerdings auch besonders nötig, da ihre Haut durch die vielen Ausritte und Wanderungen besonders viel Pflege brauchte, um weich und geschmeidig zu bleiben. Heute macht man eigentlich keine Olivenbäder mehr. Das stark riechende Öl, das auf der Haut noch nach Stunden einen leicht ranzigen Geruch annimmt, ist zugunsten von Rosmarin-, Kamille- oder Heublumenöl in den Hintergrund getreten.

Bild rechts: Die Wanne, in der die Kaiserin stundenlang fröstelte - bei nur 3 Grad Wassertemperatur. Immerhin, wie man sieht, hatte das Bad eine Heizung. Vermutlich der einzige Grund, warum man sie nie mit Frostbeulen gesehen hat ...

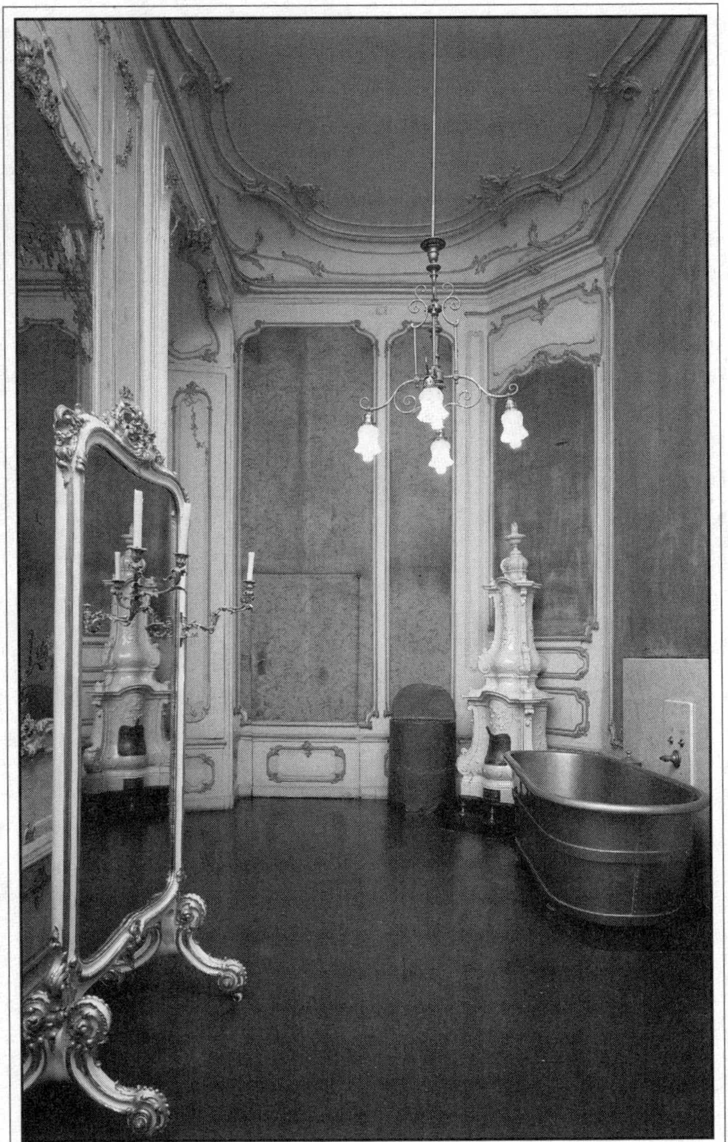

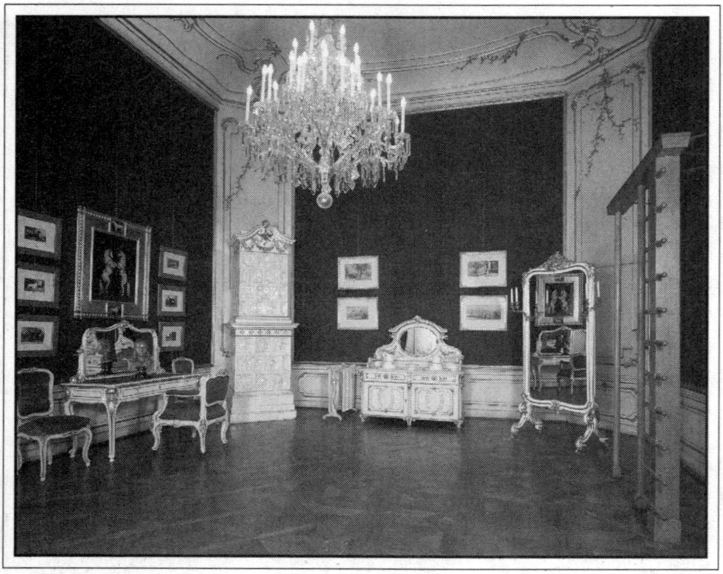

Bild oben: SISIS TRIMMZIMMER.
Das kommt sicher manchem von Ihnen recht bekannt vor ...
Hatten wir nicht damals in der „Turnhalle" der Schule
auch so eine Sprossenwand, an der wir immer hingen
wie nasse Säcke?! Sisi übrigens machte eine bessere Figur
an diesem Gerät, zumal sie auch eine ausgesprochen
modische Sportkleidung trug. Keineswegs das
Turnvater-Jahn-Blauweiß ...

Bild rechts: DAS MARMORDENKMAL im Wiener Volksgarten
zeigt die Kaiserin vermutlich so, wie sie in ihren letzten
Lebensjahren tatsächlich ausgesehen hat:
unbewegliche Miene, wie aus Stein gehauen ...

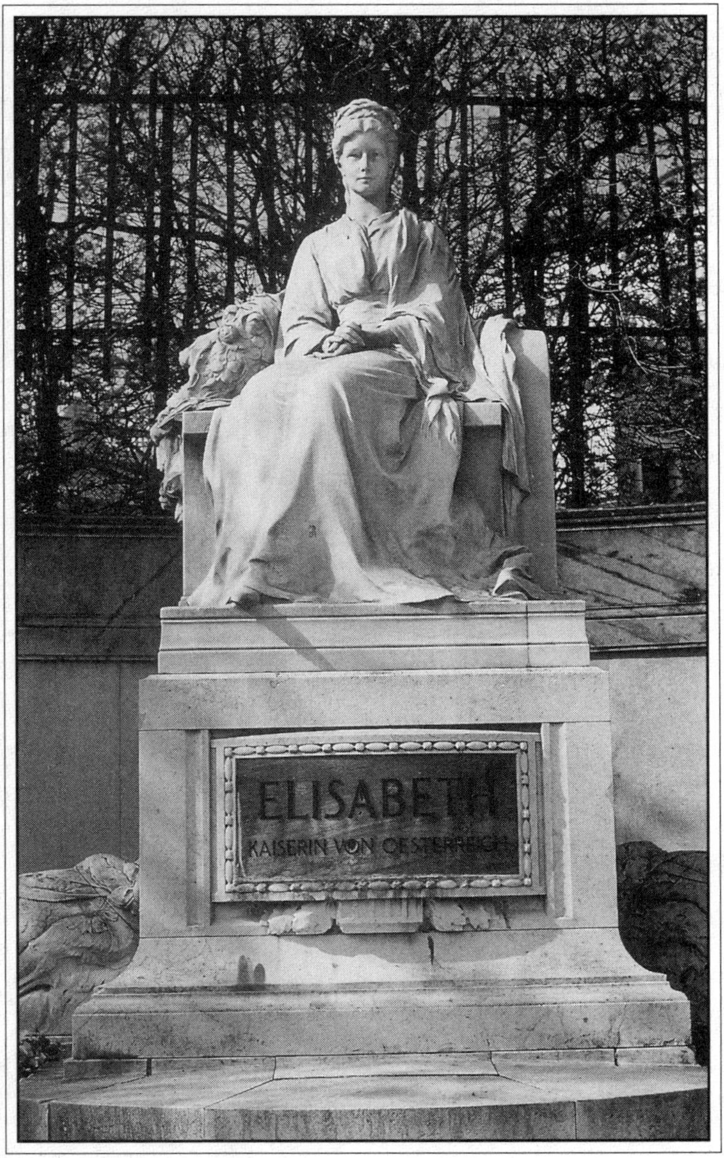
ELISABETH
KAISERIN VON OESTERREICH

Kräuter-Bad

je 10 g Lindenblüten, Kamille, Pfefferminze, Rosmarin, Fenchel, Heublumen, Lavendel, Salbei

Die Kräuter mit heißem Wasser übergießen und eine Stunde abgedeckt stehen lassen. Anschließend die Kräuter abfiltern und den Sud in das Badewasser laufen lassen. Das Bad belebt, fördert die Durchblutung und reinigt die Poren.

Sahne-Honig-Bad

100 ml Sahne, 1 Tasse Honig, 50 ml Orangenblütenwasser (alternativ: 10 Tropfen Orangenblütenöl)

Sahne und Honig miteinander verrühren. Das Orangenblütenwasser dazugeben und noch einmal verrühren. Alles ins Badewasser gießen. Entspannt, macht die Haut samtig-weich.

Milch-Bad

1 1/2 Liter Milch (nach Belieben auch mehr!), 1 1/2 Tassen Honig, 5 ml Zitronenöl

Milch, Honig und Zitronenöl miteinander verrühren und ins laufende Badewasser geben. Milch und Honig machen eine zarte Babyhaut, Zitrone belebt, erfrischt und gibt eine angenehme Duftnote.

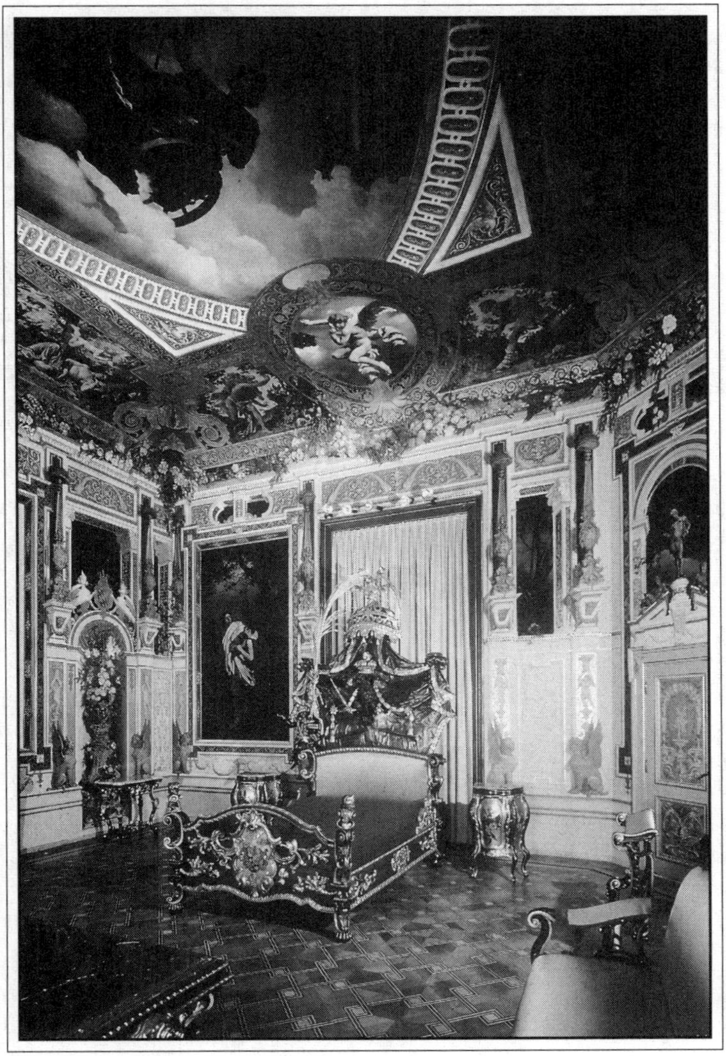

Das Schlafzimmer in der Hermes-Villa.
Zwar hat Sisi das kaiserliche Geld noch für die Einrichtung ausgegeben, bewohnt hat sie es dann allerdings nicht mehr …

Blüten, Kräuter & Co.: So wirken sie

Avocadoöl

Das geruchlose, milde Öl ist reich an Vitamin E und B, macht die Haut samtig-weich.

Benzoe

Harz des kleinen Styraxbaumes (Thailand), vanillig-zarter Duft.

Borax

wirkt durchblutungsfördernd, lindert Juckreiz, z.B. bei irritierter Haut.

Eibischwurzel

Das in der Pflanze enthaltene Pektin und die ätherischen Öle wirken entzündungshemmend.

Erdbeeren

Viel Vitamin C schützt die Haut vor Antioxidantien, sorgt für frisches Aussehen.

Fenchel

entspannt und stärkt die Nerven.

Gurken
spenden viel Feuchtigkeit, klären die Haut und helfen bei Pigmentflecken.

Hamamelis
Das Hamameliswasser wird aus dem Hamamelisstrauch, „Witch Hazel", gewonnen. Es wirkt antimikrobiell und harmonisierend.

Heublumen
mindern Fältchen, geben der Haut ein frisches Aussehen.

Johanniskraut
reich an ätherischen Ölen und Harzen. Die wirken streßlösend, helfen bei nervösen Beschwerden und gegen Depressionen.

Kamille
Ihr ätherisches Öl, vor allem Flavonoide und Cumarine, hilft bei Hautentzündungen, wirkt entspannend.

Lavendel
beruhigt und entspannt Nerven und Körper, hilft bei Verspannungen und Erschöpfungszuständen, lindert rheumatische Beschwerden.

Lindenblüten
wirken antiseptisch, beugen Erkältung und Schnupfen vor.

Mandelöl/Mandelkleie
Mandeln enthalten besonders viel Vitamin E. Das wirkt durchblutungsfördernd, antioxidativ, regeneriert Hautzellen. Müde Haut wird wieder rosig-frisch.

Olivenöl
macht die Haut samtig-weich, gut bei schuppiger, trockener Haut.

Orangenblüten
wirken beruhigend und harmonisierend, sollen auch gegen Cellulite helfen.

Pfefferminze
wirkt belebend, erfrischend, antibakteriell, krampflösend.

Rosenblüten
Ob Rosenöl oder Rosenwasser – eine Kompresse ist ideal bei Hautunreinheiten, Ekzemen, Kopfschmerzen und depressiven Verstimmungen. Es wirkt entzündungshemmend, antiseptisch und beruhigend.

Rosmarin
wirkt durchblutungsfördernd, regt den Kreislauf an, hilft bei Erschöpfungszuständen.

Quittenkerne
straffen die Haut, geben ihr mehr Fülle, stärken die Konturen.

Salbei
macht großporige Haut zarter.

Sandelholz
wirkt antiseptisch und krampflösend.

Sojaöl
Viel Vitamin E und Biotin regenerieren und entspannen streßgeplagte Haut.

Vanille
entspannt und harmonisiert.

Veilchen
Sisis Lieblingsblume. Der süßlich-würzige Geruch wirkt anregend und stimuliert Körper und Geist.

Zimt
entspannt, hilft bei Abgespanntheit und Müdigkeit.

Zitrone
wirkt durchblutungsfördernd, stimmt heiter und weckt die Lebensgeister.

Salben-Grundlagen aus Sisis Zeiten

Schweineschmalz:

Speziell für pflegende Hautcremes benutzte man als Grundlage gerne „Adpes Suili", Schweineschmalz. Es machte die Haut besonders weich und geschmeidig. Um den unangenehmen Geruch zu überdecken, wurde es mit Rosen- oder Orangenblütenwasser parfümiert. Heute wird Schweineschmalz aus ästhetischen, vor allem aber aus hygienisch-gesundheitlichen Gründen kaum mehr verwendet.

Wollfett/Lanolin:

Ungereinigtes, aus tierischen Ölen und Fetten, besonders aus Schaffell gewonnenes Wollfett gab es schon lange. Neu war seit 1885, das Wollfett zu reinigen, indem man es mit destilliertem Wasser versetzte. Dieses wasserhaltige Wollfett nannte man Lanolin. Es ist bis heute Bestandteil vieler Cremes und Salben. Seine Vorteile gegenüber Schweineschmalz: Es wird nicht ranzig, enthält viele Nährstoffe und wird von der Haut gut aufgenommen.

Bienenwachs:

War damals wie heute wichtiger Bestandteil pflegender Hautcremes. Das sog. „Cera Apium“ wird aus den Waben von Honigbienen gewonnen. Es macht die Haut elastisch, fördert ihre Durchblutung und regt den Abbau von Schlackenstoffen an. Der Honigzucker bindet Feuchtigkeit in der Oberhaut und strafft sie.

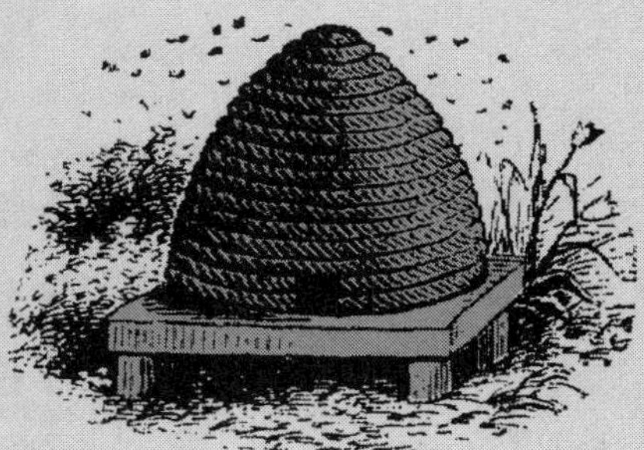

Sesamöl:

War der wichtigste Bestandteil in der berühmten „Gold-Creme“ der feinen Damen. Es besteht aus den Samen des Sesams und anderer in den Tropen angebauten Samenpflanzen und hat einen leicht nussigen Geruch. Da Sesamöl sehr teuer ist, benutzt man heute in der Kosmetik eher süßes Mandelöl, Weizenkeimöl und Rizinusöl.

Walrat:

Das aus den Stirnhöhlen und Rückgratknochen von Walen entnommene Fett durfte damals in keiner guten Pflegecreme fehlen. Wegen des Artenschutzabkommens wird Walrat heute durch synthetische Wachse ersetzt, die es aber damals noch nicht gab.

Glyzerin:

Ist heute wie damals ein wichtiger Bestandteil in Cremes, speziell für irritierte und rauhe Haut. Sein Nachteil: Es entzieht der Haut stark Wasser, trocknet sie eher aus. Heute benutzt man deshalb häufig Glyzerin-Ersatzstoffe, die außerdem den Vorteil haben, daß sie nicht zu Hautreizungen und Entzündungen führen, wie das bei häufigem Glyzerin-Gebrauch vorkommen kann.

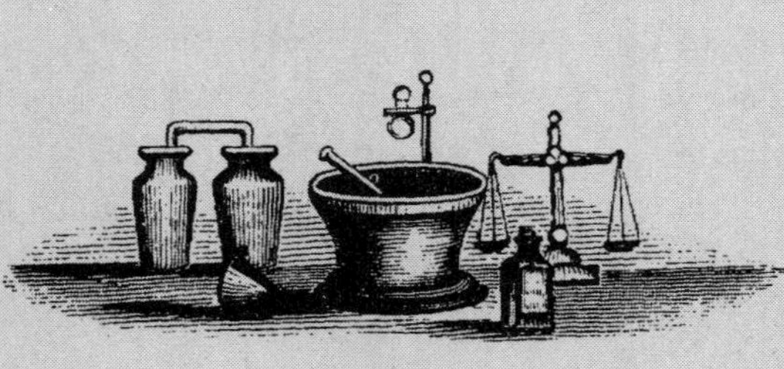

SISIS

ACHILLESFERSE: DIE GESUNDHEIT

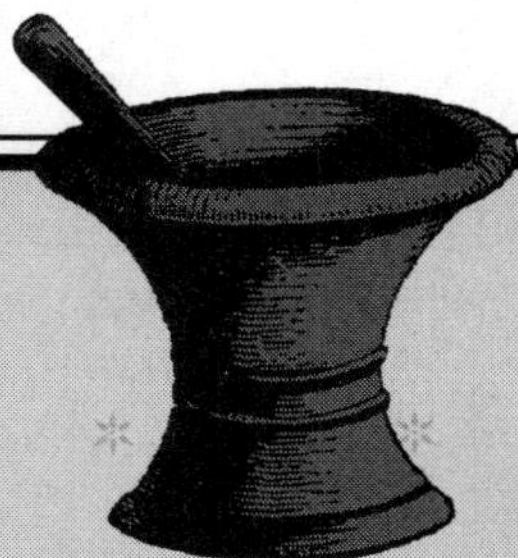

Man kommt einfach nicht umhin, diese Frau zu bewundern. Obwohl sie zeitlebens unter zahlreichen Krankheiten litt, hat sie dabei noch eisern ihr Fitneßprogramm und ihre Diäten durchgehalten – ohne auch nur einmal zusammenzubrechen. Ja, mehr noch: Schon zu Lebzeiten war ausgerechnet diese Frau, die stets kränkelte, ein Idol für immerwährende Schönheit, Jugend und Gesundheit …

Die Medizin wußte damals noch nicht viel über die tatsächlichen Ursachen von Krankheiten und deren wirksame Therapie. Auch die Psychologie steckte noch in den frühen Anfängen. Und daß seelischer Kummer den Körper krank machen kann (Psychosomatik), davon hatte noch nie jemand gehört. Bei vielen Therapien und Kuren, die Sisi zwar wohlmeinend, aber nach heutigem Ermessen wider besseres Wissen verordnet wurden (beispielsweise literweise Wasser trinken), wundert man sich heute eher darüber, daß die Kaiserin sie überlebt hat.

Sisi hat ihre erstaunlich widerstandsfähige und letztlich dann doch recht stabile Gesundheit einigen „Geheimrezepten“ und ihrer eisernen Willenskraft, immer wieder neu anzufangen, zu verdanken. Ihre psychische Labilität behandelte sie instinktiv richtig mit Methoden, die heute auch von modernen Therapeuten erfolgreich angewendet werden. Zumindest kann man ihr ein gutes Händchen für das, was ihr helfen konnte, nicht absprechen.

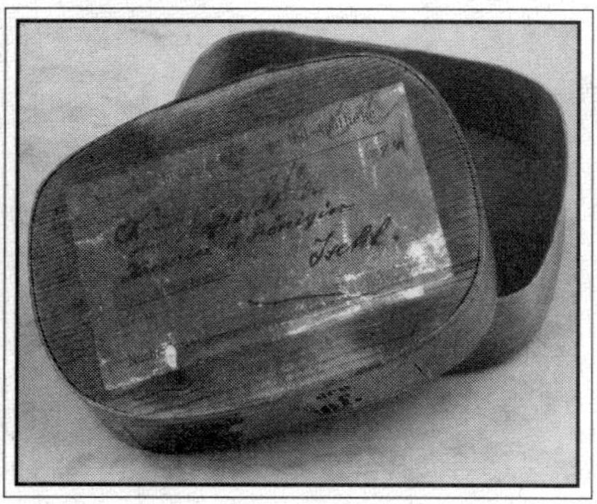

MEDIKAMENTENVERPACKUNG ANNO 1894 AUS DER HOF-APOTHEKE IN BAD ISCHL

Hier ein Zipperlein, dort ein Wehwehchen

Sehen wir uns erst einmal die körperliche Verfassung der Kaiserin an: Sisi war wunderschön, gertenschlank, durchtrainiert. Sie hielt ihr Leben lang fast immer eiserne Diät, achtete streng auf beste, vitaminreiche Ernährung und absolvierte täglich ein stundenlanges hartes Fitneßprogramm, das man heute nicht einmal Hochleistungssportlern zumuten würde. Besonders „gesund" war Sisi trotzdem – oder gerade deshalb nicht.

■ Sisi litt fast ständig an nicht näher definierten allgemeinen Schwächezuständen, Anämie (Eisenmangel), starker Nervosität, Depressionen und Migräne.

■ Ihre radikalen Hungerkuren schädigten den Stoffwechsel so sehr, daß häufig starke Ödeme (Wasseransammlungen im Gewebe) auftraten: das Gesicht war aufgedunsen, die Beine und Füße oft so dick angeschwollen, daß Sisi vor Schmerzen kaum laufen konnte.

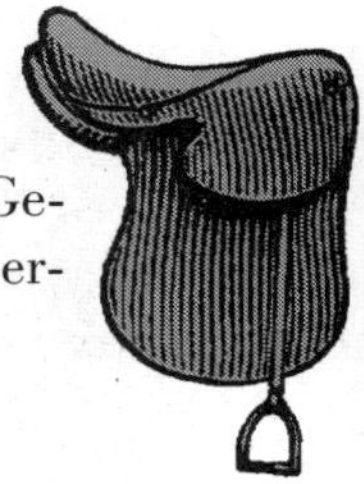

■ Die exzessiven Gymnastikübungen, stundenlange Gewaltmärsche und Reiten beanspruchten Gelenke, Muskeln und Bänder zu stark. Gelenksschmerzen und Ischias zwangen Sisi oft genug, eine Trainingspause einzulegen.

■ Probleme bereiteten ihr zeitlebens ihre schlechten Zähne: stark kariös und gelblich verfärbt. Vor allem sah sie selbst darin einen großen Schönheitsfehler – deshalb lächelte Sisi immer nur mit zusammengekniffenem Mund und scheute sich zu sprechen. Sicher hatte sie häufig starke Zahnschmerzen. Die damaligen Behandlungsmethoden der Zahnärzte waren grausam – mit Instrumenten, die eher an Folterwerkzeuge erinnern als an zahnärztliches Besteck, und – es gab keine Narkose.

■ Rätselhaft sind Sisis bekannte Lungenkrankheiten von Bronchitis bis „Schwindsucht“ (Lungentuberkulose). Bestimmt war ihr Immunsystem sehr geschwächt, jeder Erreger hatte leichtes Spiel. Aber wahrscheinlich waren ihre Lungenschwäche und der starke Husten eher eine psychosomatische Erkrankung. Sisi bekam in ihrem engen, kaiserlichen Leben voller steifer, höfischer Etikette und permanenter Überwachung buchstäblich keine Luft ... Die Kaiserin erholte sich ja immer erstaunlich rasch, sobald sie wegen ihrer Wehwehchen nach Hause in ihr geliebtes „Possi“ oder zur Kur in den Süden geschickt wurde – wenn sie wieder einmal dem kalten kaiserlichen Schloß in Wien entfliehen konnte. Umgekehrt traten oft innerhalb weniger Stunden starke, oft fast lebensbedrohliche Symptome wieder auf, wenn sie nach Wien zurückkehrte.

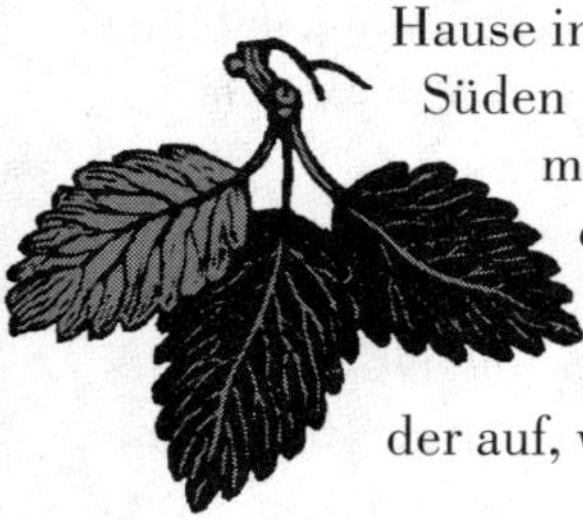

Wenn Sisi heute zum Doktor ginge...

...würde jeder einigermaßen in Psychologie geschulte Arzt Sisi folgende Diagnosen stellen:

■ Depressionen. Sisi war nicht nur häufig traurig – Sisi war oft im Keller schwerer Depressionen gefangen. Vielleicht gab es eine erbliche Anlage, ihr Cousin König Ludwig II. war ja auch Opfer heftiger Depressionen. Bestimmt aber waren die Anforderungen, die mit der Heirat des Kaisers einhergingen, für einen gerade mal 16jährigen, romantisch-verschwärmten Teenager zuviel. Die große Liebe zerbrach schnell am harten Alltag des Hofs in Wien. Sisi muß sich wie „im goldenen Käfig gefangen“ gefühlt haben.

Sie hatte alles, ein Cinderella-Traum wurde Wirklichkeit für sie – aber genau diese Wirklichkeit empfand sie dann als hart und gnadenlos. Sie fühlte sich wie eine Marionette, sollte immer hübsch, makellos und freundlich, elegant und intelligent erscheinen. Dazu alle Pflichten einer Kaiserin übernehmen und mit 16 (!) ein Land regieren an der Seite eines Mannes, den sie eigentlich genausowenig wie seine Familie kannte. Wie sie ihr Leben an der Seite des Kaisers zu gestalten hatte, wurde ihr von ihrer Schwiegermutter Sophie diktiert. Auch wenn Sophie es sicherlich nur gut mit Sisi meinte, das junge Mädchen kam sich bevormundet, bewacht und ausgeliefert vor. Sisi empfand ihre Lage bald als ausweglos, verfiel in Depressionen.

■ MAGERSUCHT (ANOREXIA NERVOSA). Sisi war 1,72 m groß, hätte also mindestens 60 kg auf die Waage bringen müssen, dann wäre sie immer noch superschlank gewesen und hätte Kleidergröße 36 tragen können. Sisi wog aber fast zeitlebens nur höchstens (!!!) 50 kg, oft nur 45 bis 48 kg. Sie fastete exzessiv und war süchtig nach extremer Bewegung, intensivstem Training – alles Symptome der Magersucht. Starke Nervosität, Überaktivität, Hypersensibilität, Depressionen und auch ein gewisser Narzismus (Selbstbezogenheit) sowie Kopfschmerzen, (Hunger!)-Ödeme, Anämie sind Begleiterscheinungen dieser Krankheit.

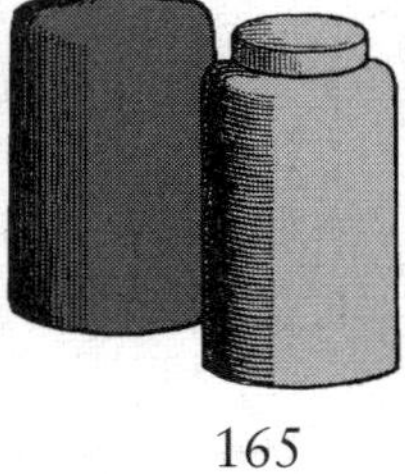

Interessanterweise ist jedoch überliefert, daß Sisi als Kind und junges Mädchen in Possenhofen mit großem Appetit gegessen hat. Die Magersucht entwickelte sie erst am Wiener Hofe. Richtig gefährlich wurden die Symptome nach der Geburt des ersten Kindes. Als Sisi mit allen Mitteln versuchte, ihre mädchenhafte Figur wiederzuerlangen. Auch auf Reisen scheint die Kaiserin rasch wieder Appetit bekommen zu haben. So berichten Hofdamen, daß sie auf südlichen Inseln stets gut gegessen und mit Vergnügen dem stärkenden Bier zugesprochen habe. Anläßlich ihrer Besuche in „Possi" ließ sie es sich auch nie nehmen, einen Abstecher ins geliebte Hofbräuhaus nach München zu machen, wo sie stets eine zünftige Brotzeit mit Wurst und Bier orderte.

Wie wir aus den tragischen Schicksalen heutiger „Königskinder" wissen, ist Magersucht ein stummer Hilfeschrei der Seele, wenn diktatorische, strenge Regeln jegliches Leben einengen, wenn statt menschlicher Herzlichkeit und Geborgenheit kalte Perfektion und strenges Zeremoniell den Alltag bestimmen.

Dazu kommt die Belastung der permanenten Beobachtung durch die Argusaugen der Öffentlichkeit: jeder Schritt, jedes Wort und selbst die intimsten Regungen stehen im grellen Rampenlicht oder am nächsten Tag mit gnadenlosen Fotos in jeder Zeitung. Egal ob Sisi, Diana oder Prinzessin Victoria – oder die klapperdürren Supermodels und Schauspielerinnen, sie alle leiden unter dem Anspruch, einem Ideal entsprechen zu müssen und permanent vom „Volk" bewertet zu werden.

Bild rechts: Kolorierte Lithographie
(Neuruppiner Bilderbogen), um 1854.
Die Abbildung der jungen Kaiserin ist eine der wenigen
mit Krone und Schleier.
So liess sich Sisi nicht oft porträtieren.
Vielleicht, um ihren Widerwillen gegen den Hof zu zeigen

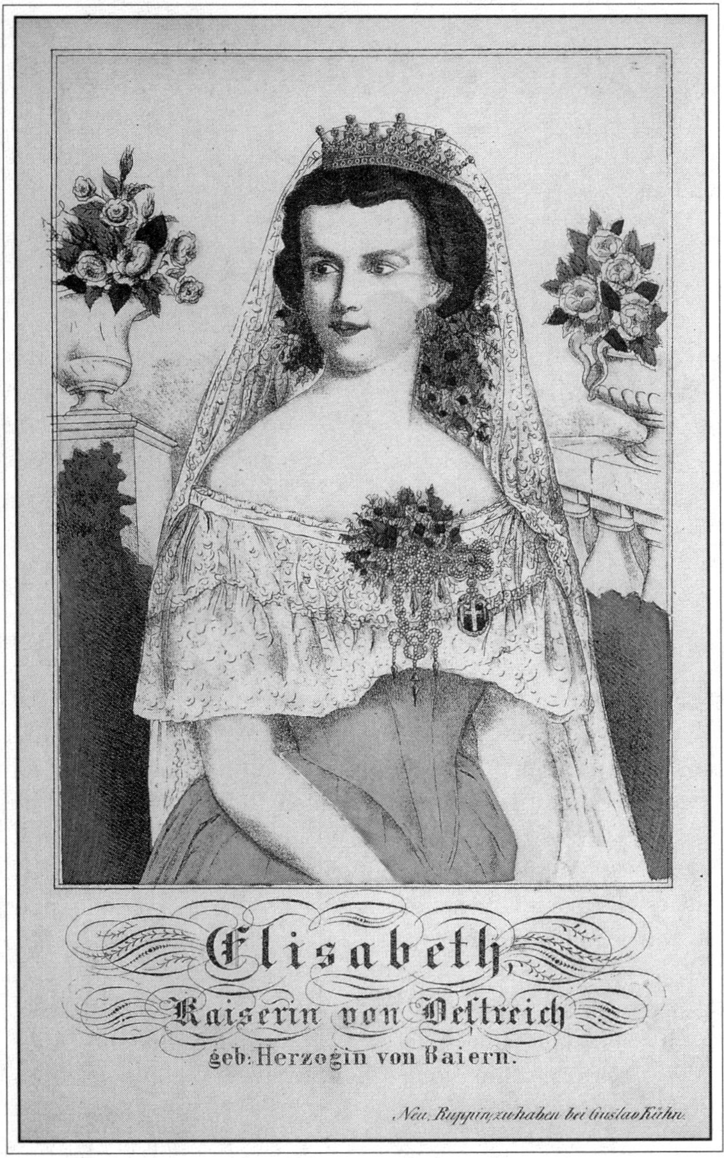
Elisabeth,
Kaiserin von Oestreich
geb: Herzogin von Baiern.
Neu-Ruppin, zu haben bei Gustav Kühn.

Sisis seelische "Überlebens-Elixiere"

Instinktiv wandte Sisi viele psychotherapeutische Methoden an, deren Wirksamkeit erst jetzt medizinisch nachgewiesen werden konnte und mit denen heute die modernsten Therapeuten und psychosomatischen Kliniken der Welt erfolgreich Depressionen, Eßstörungen, Streßkrankheiten oder Ängste und Sucht heilen.

Bewegung

Heute heißt es „Jogger-High“ – das berauschende Gefühl des Glücklichseins, das sich mit jedem intensiven Körpertraining einstellt und noch Stunden danach anhält. Grund dafür ist die allgemeine Ankurbelung des gesamten Stoffwechsels:

■ Die beschleunigte und vertiefte Atmung holt zehnmal mehr Sauerstoff in den Organismus, als wenn wir träge im Auto oder am Schreibtisch sitzen.

■ Das Herz schlägt schneller, der Blutdruck steigt, deshalb werden mit dem Blut mehr Sauerstoff und Nährstoffe in die Zellen gebracht – und auch mehr Schadstoffe abtransportiert. Auch unsere Entgiftungsorgane Leber und Nieren können deshalb auf Hochtouren arbeiten. Die Gifte und Schlacken werden schneller ausgeschieden: über die Haut durch das Schwitzen, unsere Ausscheidungsorgane und die stärkere Ausatmung.

■ Eine Flut von „aktiven" Hormonen, insbesondere das Glückshormon Serotonin wird ausgeschüttet. Das Immunsystem vervielfacht dadurch seine Leistungsfähigkeit um das Drei- bis Zwanzigfache: eingedrungene Krankheitserreger werden schnellstens gekillt. Und psychisch spürbar machen sich die Glückshormone durch ein intensives „High"-Gefühl, das jede Depression für viele Stunden verscheuchen kann.

Natur und Tiere

Sisi liebte die Natur. Die Sonnenuntergänge am Starnberger See, die Bäume, Blumen und die Berge. Wo immer sie war, überall holte sie sich Kraft aus der Natur, das spricht aus vielen ihrer Gedichte und Briefe.

Heute weiß man, daß die Natur einen so großen Einfluß auf unsere Gesundheit hat, daß sogar Frischoperierte oder Krebskranke deutlich schneller genesen und viel früher aus dem Krankenhaus entlassen werden können, wenn nur ein Poster mit einer schönen Landschaft im Krankenzimmer hängt. Noch schneller gesunden Patienten, die vom Krankenbett aus durchs Fenster auf einen Park, Wald, Wiesen oder einen See blicken können. Wir bringen ja auch Angehörigen, die im Krankenhaus liegen, frische Blumen mit – vielleicht aus dem instinktiven Wissen heraus, daß Blühendes die Genesung fördert. Warum das so ist, konnte unsere moderne Medizin noch nicht enträtseln, aber die alten Chinesen wußten schon vor 5 000 Jahren um die Heilkraft der Natur und benannten die Energie, die in allem Lebendigen steckt, „Chi". Ein grüner Wald, eine blühende Wiese ist nach der chinesischen Medizin also prall gefüllt mit der Lebensenergie Chi. Und ein schwa-

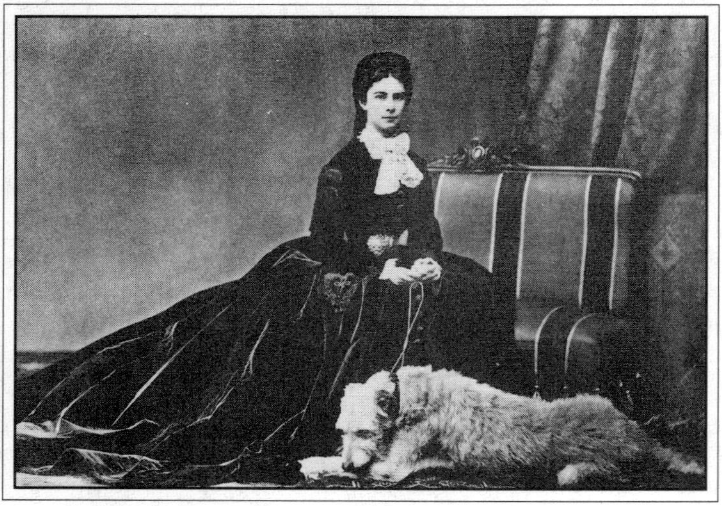

Elisabeth mit ihrem Lieblingshund Shadow.
Dieses Foto von 1869 ist eines der schönsten
der Kaiserin, auf dem besonders ihre Wespentaille
und das kostbar gearbeitete Kleid ins Auge fallen

cher Mensch kann sich wie eine leere Batterie wieder aufladen, wenn er sich in das „Ladegerät" Natur begibt. Wir alle kennen dieses Gefühl im Frühling: Wenn die Vögel wieder singen, die Sonnenstrahlen wärmen und das erste zarte Grün aus den leblos erscheinenden Bäumen und schmutzig-grauen Wiesen sprießt, das erste Schneeglöckchen, dann die Krokusse, dann im April, Mai ein Blütenmeer … Im Frühling ist die Lebenskraft der Natur am höchsten – und wir alle spüren sie.

Sisi hatte auch immer sehr enge Beziehungen zu Tieren. Sie liebte vor allem Pferde und Hunde. Welchen Einfluß Tiere auf die menschliche Gesundheit haben, wurde ebenfalls inzwischen in vielen internationalen Studien untersucht. Ergebnis: Tiere fördern Intelligenz, Zufriedenheit und Gesundheit. Auch hier hat die Wissenschaft noch wenig Antwort auf das

„Warum?“, die Forschungsergebnisse lassen nur deutlich erkennen, daß der Umgang mit Tieren gesund ist. So sterben Menschen im Altersheim im Durchschnitt 6,8 Jahre später und erkranken nur halb so oft, wenn sie ein Tier besitzen dürfen. Kinder, die mit Tieren aufwachsen, sind mehr als doppelt so intelligent wie ihre Freunde, die keine Haustiere haben und zeigen auch ein deutlich höheres soziales Verhalten. Kids, die einen Hund, Katze, Kaninchen, Goldhamster oder Kanarienvogel pflegen, sind um 48 Prozent weniger krank, 120 Prozent weniger oft lerngestört oder auffällig unruhig in der Klasse und sage und schreibe 230 Prozent weniger auffällig aggressiv.

Interessant sind auch die Ergebnisse bei Risikoinfarktpatienten: Männer, die sich nach dem ersten Herzinfarkt einen Hund anschafften, erlitten nur zu 23 Prozent einen zweiten Infarkt. Von den Männern, die bei gleicher Therapie und Lebensweise kein Haustier zu sich nahmen, mußten 66 Prozent wieder mit Infarkt in die Klinik.

Reiten

Sisis Leidenschaft zum Reitsport ist allgemein bekannt. Sie war schon als Mädchen eine leidenschaftliche Pferdenärrin und eine wirklich hervorragende Reiterin. Nur kurz und ungern unterbrach sie den Reitsport wegen Unpäßlichkeit und später einige Jahre nach einem Reitunfall. Die Liebe zum „Glück der Erde, das auf dem Rücken der Pferde liegt“, war in ihrem Leben allgegenwärtig.

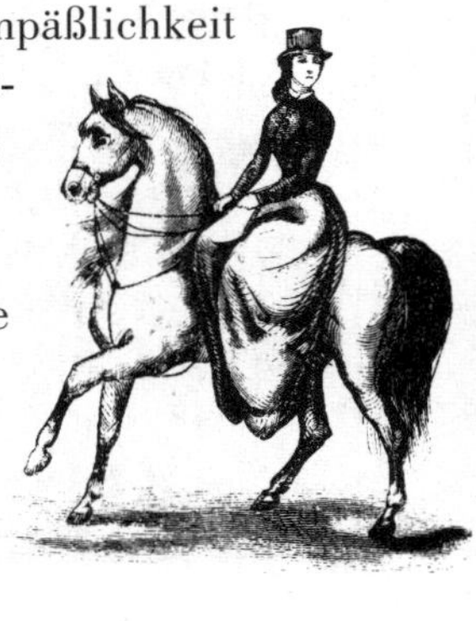

Heute therapiert man selbst schwerste Fälle von Behinderungen, Bewegungsstörungen, Nervosität, Ängsten, Neurosen und sogar Psychosen erfolgreich mit Reittherapie. Das Gefühl, daß ein leben-

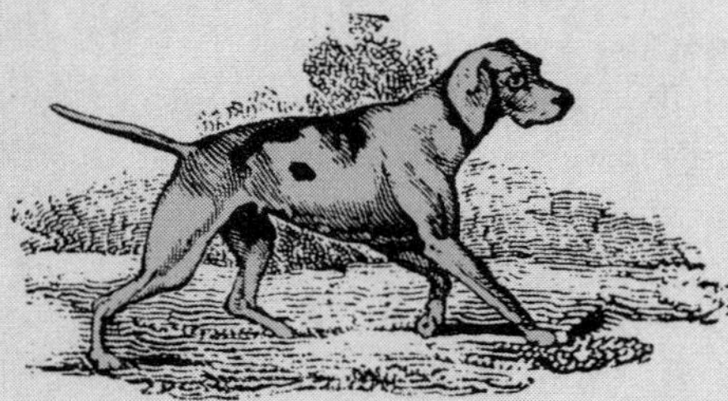

Ein Herz für Tiere

Nicht jeder kann es Sisi gleichtun und sich ein paar schöne Pferde und Hunde anschaffen. Aber ein Kaninchen, Goldhamster oder auch ein kleines Aquarium passen selbst in die 25 m^2 Single-Bude. Wer Hunde liebt, aber selbst keinen halten kann, sollte mal eine Annonce aufgeben. Viele Nachbarn sind froh, wenn jemand mit ihrem Vierbeiner regelmäßig spazierengeht.

Wer sein Glück auf dem Rücken der Pferde suchen will, muß nicht gleich ein Pferd kaufen – gönnen Sie sich ein paar Reitstunden (ca. 30 bis 50 DM / 200 bis 350 ÖS pro Std.) im nächsten Urlaub oder im nächstgelegenen Reitstall (Adressen finden Sie im Telefonbuch).

Wer öfter reiten will, kann sich nach einer Reitbeteiligung umsehen. Viele Pferdebesitzer können oft nicht regelmäßig selber reiten und „verleihen" deshalb ihr Pferd. Eine geeignete Reittherapie, zum Beispiel gegen Ängste, kann Ihnen der Arzt oder Psychologe empfehlen. Sie wird manchmal sogar von den Kassen bezahlt.

diges, kraftvolles, großes Tier einen trägt, man ihm vertrauen, es befehlen und es lenken kann, verleiht neues Selbstvertrauen. Jeder, der selbst einmal auf einem Pferd saß, weiß, wie sensibel diese Tiere auf die eigenen Gedanken und Gefühle reagieren. Pferd und Reiter können selbst an der Lounge (Therapeut oder Reitlehrer hält das Pferd am langen Zügel) und in gemächlichem Schritt zu einer Einheit verschmelzen. An der Reaktion des Pferdes lernt der Reiter seine eigenen unbewußten Gefühle und Gedanken besser kennen, lernt sie zu „zügeln“ oder „anzuspornen“.

Schreiben, Träumen und Glauben

Sisi schrieb sich all ihren Kummer buchstäblich von der Seele. Ihre Gedichte, Briefe und Tagebucheinträge wurden inzwischen fast alle veröffentlicht. Die Kommentare der meisten Historiker sind allerdings arg kritisch und recht unangemessen. Denn wer schreibt schon stilistisch einwandfrei wie Goethe oder Schiller oder Heine? Ich habe (wie Sie, liebe Leser wahrscheinlich auch irgendwann einmal) schon viele sentimentalkitschige Gedichte in meine Tagebücher geschrieben. Aber sie entsprangen meinem momentanen Gefühl, waren nie zum Veröffentlichen oder gar als Kunst gedacht.

Wenn man Sisis Gedichte genauso mit dem Herzen liest, als würde man in seinem eigenen alten Tagebuch blättern, versteht man sie und wird selbst irgendwie innerlich angerührt. Schreiben ist zunächst einmal nur dazu da, einem innersten Gefühl Ausdruck zu verleihen. Und deshalb wird heute auch in Therapien zum Schreiben in jeder Form oder freiem Malen oder Musikmachen angehalten. Ein Gefühl, das ir-

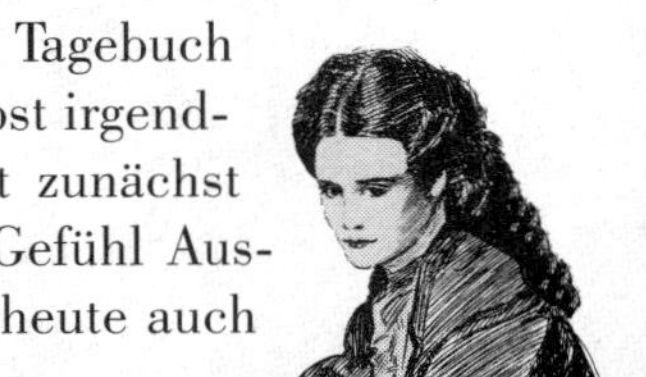

gendeinen Ausdruck erfährt, ist nicht mehr im Individuum gefangen und verursacht keine nächtlichen Grübelein, kein ständiges inneres Selbstgespräch, kein „Kopf-und-Seele-Zerbrechen" mehr – und auch keine psychosomatischen Erkrankungen.

Sisi glaubte, einen spirituellen Kontakt zu Heinrich Heine zu haben. Sie fand ihren eigenen Seelenschmerz in seinen Gedichten beschrieben. Er war für sie eine Art Schutzengel und Seelenpartner, ein Wesen, das sie auf allen Ebenen verstand, ihre Gefühle teilen konnte und ihr gleichzeitig die Geborgenheit der inneren Akzeptanz schenkte, nach der sie sich so sehnte. Scheinbar verrückt oder zumindest sehr übertrieben – aber mal ehrlich, wer von uns sehnt sich nicht nach der idealen Ergänzung, dem Wesen, das uns einfach vollkommen wortlos versteht und uns jegliche schwere Entscheidung liebevoll abnimmt? Religiös orientierte Menschen nennen dieses „Wesen" Gott oder Engel, viele nehmen Zuflucht zu Heiligen oder Meistern aller Religionen. Esoteriker glauben mit Erdgeistern, Elfen, Außerirdischen oder Verstorbenen in Verbindung zu stehen.

Beweisen läßt sich davon bisher fast nichts. Aber bewiesen ist, daß Menschen, die irgendeine Art von Glauben haben und darauf vertrauen, zu 300 Prozent (!) öfter angeben, glücklich und zufrieden zu sein, als Menschen, die sich allein und auf sich gestellt im Universum fühlen. Und Gläubige jeder Art werden zu 76 Prozent weniger krank und gesunden mehr als doppelt so schnell.

Reisen und Sonne

Sisis Reiselust machte Schlagzeilen. Vielerlei Krankheiten dienten wohl nur als unbewußter Vorwand, mit dem sie dem kalten Österreich und ihrem eingeengten Leben entfliehen

Liebes Tagebuch ...

Sisi sprach mit Heine – und mit wem halten Sie Ihre inneren Dialoge? Egal, wie Sie „Es“ nennen – geben Sie sich mehr Zeit für eine tiefe Beziehung zum Überirdischen. Meditationskurse und Seminare werden heute in jeder Stadt angeboten, sogar in den Volkshochschulen.

Egal, was Sie bewegt, was Sie ärgert, traurig macht, wovon Sie träumen, schreiben Sie es auf! Ins Tagebuch, in ein Heft oder am Computer. Sie können auch Ihre Gefühle malen, mit Ton modellieren oder in Musik ausdrücken. Wer sich schwer tut: Kreativität kann man lernen, und in einer Gruppe macht's mehr Spaß. Zum kreativen Schreiben, Malen, Tanzen, Trommeln usw. gibt es überall Kurse.

Gönnen Sie sich mal so ein Wochenende oder ein paar Abende (Kosten ca. 150 bis 400 DM / 1000 bis 3000 ÖS). Infos gibt es in den Volkshochschulkatalogen, psychologischen und esoterischen Zeitschriften.

O sole mio!

Daß wir uns nicht am Strand rösten sollen und zuviel Sonne gefährlich ist, wußte auch Sisi. Mangels UV-Schutzcremes hielt sie sich deshalb selten in der prallen Sonne auf oder benutzte einen Sonnenschirm. Leider scheint die Sonne in unseren Breitengraden eher zu wenig – das drückt auf die Stimmung. Wer nicht in den Süden jetten kann, sollte wenigstens einmal in der Woche ins Sonnenstudio gehen. Auch das künstliche UV-Licht regt die Produktion von Glückshormonen an. Im Handel gibt es heute auch sogenannte Vollspektrumlampen. Ihr Licht entspricht fast dem natürlichen Sonnenlicht und hat auch eine ähnlich „sonnige" Wirkung auf unsere Psyche. Ideal für Menschen, die viel bei künstlichem Licht arbeiten müssen, unter den trüben, kalten Tagen leiden oder sich depressiv fühlen.

Auch die Farben Gelb und Orange stimulieren unsere körpereigenen Gute-Laune-Macher. Ein kräftig gelber Pulli, Narzissen in der Blumenvase, ein Bild von Sonnenblumen, gelbe Kissen – schon kleine Farbtupfer stimmen uns etwas fröhlicher.

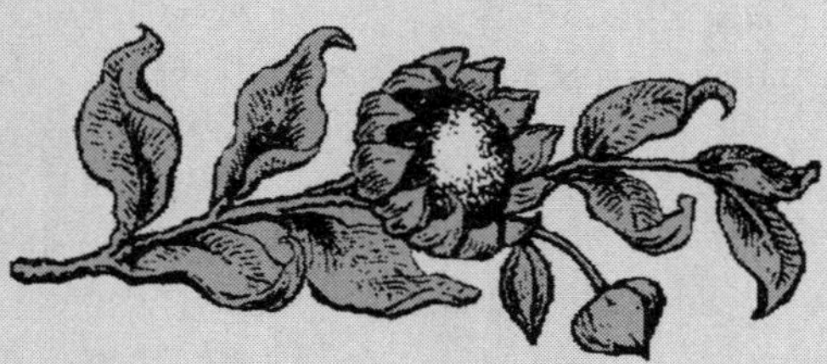

konnte. Auf Reisen war Sisi fast immer gesund, fröhlich und fühlte sich wieder lebendig. Verreisen, in eine andere, noch nie gesehene Umgebung kommen, hilft, eingefahrene Gedanken- und Gefühlsmuster zu ändern. Wir Menschen sind leider ziemliche „Roboter". Wir lernen auf einen bestimmten Außenreiz soundso zu reagieren. Genauso wie die berühmten Pawlowschen Hunde.

Eine Reise in eine Gegend, die völlig andere Außenreize bietet, als die, die wir zu Hause gewohnt sind, hilft uns, unsere eingefahrenen Muster zu durchbrechen – uns und unsere Situation plötzlich völlig neu zu sehen und neue Entscheidungen zu treffen. In einem unbekannten Land sind wir wieder wie Kinder: unvoreingenommen, neugierig und offen. Deshalb werden Therapien und psychologische Seminare heute lieber auf einer abgelegenen griechischen Insel, in einem kleinen Bergdorf, auf Hawaii oder in Indien durchgeführt. Und viele Therapeuten, die in der Großstadt praktizieren, lehren ihren Klienten zumindest das Reisen in Gedanken.

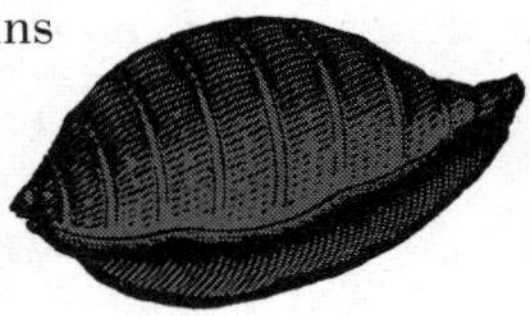

Sisi entfloh grundsätzlich in die Sonne, den Süden. Warum zog es sie so selten an die Nordseeküste? Die Sonne, die Wärme fehlt! Heute weiß man, daß Sonnenlichtmangel Depressionen auslösen kann. Und umgekehrt: Sonnenstrahlen oder zur Not auch die künstlichen Lampen des UV-Geräts im Sonnenstudio hormonelle Prozesse im Körper in Gang setzen, die wach, unternehmungslustig, selbstbewußt und happy machen.

In psychiatrischen Kliniken lindert eine Bestrahlung mit einer Vollspektrumlampe (dem Sonnenlicht fast gleich) sogar bei schwer psychotischen Patienten die Symptome und macht starke Psychopharmaka überflüssig. Auch in der Farbtherapie gelten Gelb und Orange als stimmungsaufhellend, aktivierend und werden gezielt gegen Depressionen, Antriebslosigkeit,

Mutlosigkeit und Schwäche, aber auch gegen Übergewicht und Ödeme eingesetzt.

Vorbildliche Vorsorge

So absonderlich bestimmte Gewohnheiten, Tinkturen oder ihre strikten Diäten auch erscheinen mögen – die Wissenschaft hat jetzt belegt, daß Sisi in puncto Gesundheitsvorsorge in weiten Teilen durchaus neuestem Wissen entsprach.

Ernährung

Sisi achtet streng auf die Herkunft der Lebensmittel, die sie aß – insbesondere der tierischen Produkte. Sie wußte, daß nur von gesunden, kräftigen Kühen auch die beste Milch und das beste Fleisch kommt. Sisi war sehr wählerisch – Kaiser Franz Joseph mußte erstklassige Milchkühe kaufen. Sogar auf Reisen nahm Sisi ihre eigenen Lieblingskühe und manchmal auch Ziegen mit, um auch unterwegs die beste Milch zu haben. Mitunter brachte sie auch schon mal eine Kuh von einer Reise mit!

Ihre Mahlzeiten mußten möglichst frisch, fettarm und zuckerfrei zubereitet werden. Keine Frage: Jeder weiß heute, daß frisches Gemüse und Obst die meisten Vitamine enthält. Auch der sparsame Umgang mit Fett (kaltgepreßte Öle oder natürliche Butter) ist ratsam. Etwas Fett braucht der Körper zwar, weil es viele Vitamine erst für den Körper verwertbar macht – zuviel ist jedoch schädlich.

Fleisch, Milch, Butter, Eier, Joghurts etc.: je frischer und naturbelassener, desto besser. Da lag Sisi schon goldrichtig. Heute bekommt man „1A"-Qualität nur noch vom Bio-Bauern oder Bio-Händler, aber die „1B"-Qualität vom vertrauenswürdigen Metzger tut es auch. Frische, natürliche Milchprodukte sind ohne Frage auch weitaus gesünder. Also lieber keine Light-Produkte oder mit konserviertem Fruchtmus versetzten Joghurt und Quark kaufen. Aus richtiger, frischer Vollmilch, Quark und Joghurt kann man minutenschnell mit frischen Früchten oder Kräutern selbst etwas nach seinem Geschmack zubereiten.

Eier: grundsätzlich nur frische Eier von freilaufenden Hühnern essen. Glückliche Hühner legen bestimmt die besseren Eier … Das wußte Sisi wohl! Bei Eiern, auch wenn sie nach heutigen Kriterien viel zuviel davon gegessen hat, war sie sehr wählerisch!

Sisis Diäten waren sicherlich übertrieben – aber Tatsache ist, daß Menschen, die regelmäßig fasten (ein- bis zweimal im Jahr zwei bis vier Wochen, dazu monatlich mindestens ein Fastentag mit nur Obst und Gemüse) und eher wenig essen, im Durchschnitt um 8 Jahre älter werden als Normalesser.

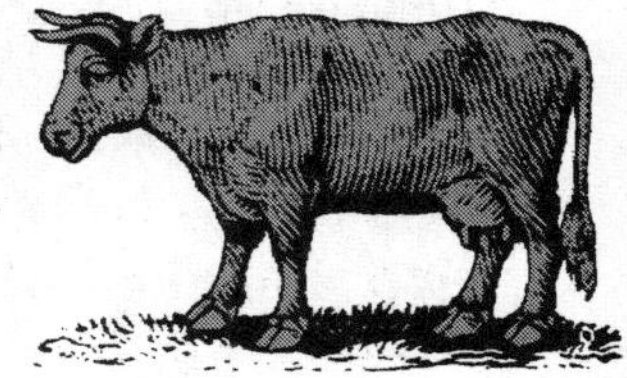

Schlafen und Körperpflege

Bequeme Polsterbetten? Riesige Federkissen? All das lehnte Sisi ab. Sie schlief flach auf einem recht harten, einfachen Bett. Für die heutigen medizinischen Erkenntnisse war Sisis Bett zu spartanisch – aber eine eher harte Unterlage, die allerdings der natürlichen Krümmung der Wirbelsäule nachgibt, ist für unseren vom vielen Sitzen geplagten Rücken ideal.

Leider gibt es wenig Informationen über Sisis Schlafdauer. Die moderne Schlafforschung hat aber einige interessante Entdeckungen gemacht: Die normale Schlafdauer beträgt sechs bis neun Stunden. Bei einem Mittagsschlaf (zwischen zehn Minuten und einer Stunde) kann sich die nächtliche Schlafdauer auf bis zu vier Stunden verkürzen. Leichte Depressionen können sogar durch kurzfristigen Schlafentzug behoben werden. Also: Wenn man sich „down“ fühlt, lieber mal eine Nacht durchmachen, statt sich ins Bett verkriechen.

Sisis intensive Körperpflege diente nicht nur ihrer Schönheit, sondern auch ihrer Gesundheit. Dampfbäder intensivieren den Stoffwechsel und die Entschlackung (auch hier tat Sisi zuviel des Guten, aber uns würde es bestimmt nicht schaden, wenigstens einmal im Monat ein Dampfbad zu nehmen oder in die Sauna zu gehen!). Warme Ölbäder oder Öleinreibungen mit reinem kaltgepreßten Öl machen nicht nur Haut und Haare geschmeidig, sondern ziehen auch Giftstoffe aus dem Gewebe. Die indische Heilkunst Ayurveda beseitigt seit Tausenden von Jahren mit Ölwaschungen sogar chronische Krankheiten, insbesondere aber akute Gelenks- und Muskelschmerzen, Über- oder Unterfunktion von Organen und Streßsymptome.

Obstessig-Wickel um den Bauch unterstützen die Entgiftungsarbeit der Leber, dank Pfarrer Kneipp sind diese „Leberwickel“ heute Bestandteil jeder Fastenkur.

Heilsame Kräuter

Die Kaiserin war ein Naturkind, liebte und verstand das Wesen der Bäume, Sträucher, Blumen und Kräuter. Viele, und nicht nur ihre Zeitgenossen, fragten sich, wie sie die täglichen stundenlangen Gewaltmärsche ohne Nahrung und in ihrem eigentlich permanent unterernährten Zustand überstand. Und trotzdem: Niemand konnte auf Dauer mit ihr mithalten.

Natürlich litt Sisi an krankhaftem Bewegungsdrang, aber die körperliche Energie dafür lieferten ihr oft Kräuter, die einfach am Wegrand wuchsen. Im Vorbeigehen zupfte die Kaiserin hier und da ein Blättchen ab, zerkaute es gründlich. Ihre Vorliebe für Salbei oder wilde Bitterkräuter wie Löwenzahn, Spitzwege-

Zurück zur Natur

Gehen Sie, wie Sisi, so viel wie möglich nach draußen. Spüren Sie Wind, Regen, Sonne, Schnee. Kleine Grashalme und Kräuter, blühenden Büsche, starke Bäume, ruhige Berge, geheimnisvolle Seen und bewegte Bäche und Flüsse ... Legen Sie sich auf eine Wiese, schauen Sie die Wolken an, lehnen Sie sich an einen Baum, tauchen Sie die Hände in einen Bach, oder laufen Sie barfuß durch den Sandstrand am Meer ...

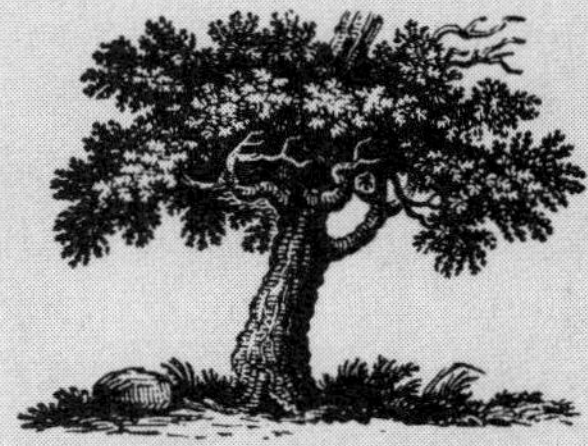

Ein Trick der Chinesen, um möglichst viel „Chi“ aufzunehmen: Stellen Sie sich beim Einatmen vor, wie Sauerstoff und reine Energie aus der Sie umgebenden Natur nicht nur durch die Nase, sondern durch jede einzelne Hautpore in Ihren Körper hineinfließt – und beim Ausatmen geben Sie alle Spannung, alle Giftstoffe wie eine graue Wolke einfach an die Natur ab.

Feng-Shui-Experten raten auch, in jedem Zimmer gesunde Pflanzen oder frische Blumen zu haben. Das hatte auch Kaiserin Sisi zu Lebzeiten! Pflanzen steigern die Chi-Energie des Raumes. Ficcus Benjamina (Birkenfeige) und Grünlilien reinigen die Raumluft sogar von gefährlichen Schadstoffen.

rich wurde oft ihrer Angst vor Mundgeruch durch die kariösen Zähne zugeschrieben. Aber solche Kräuter enthalten auch eine Unmenge an Vitaminen und Mineralstoffen, die durchaus die Schwäche der Unterernährung kurzfristig ausgleichen können und enorme Energie liefern. Also: Beim nächsten Spaziergang ruhig ein Blättchen Klee, ein Gänseblümchen, ein frisches Löwenzahn- oder zartes Birkenblatt in den Mund schieben. Aber Vorsicht: Pflücken Sie die Blätter nicht ausgerechnet dort, wo die Pflanze täglich mit Auto- oder Fabrikabgasen begast wird!

Auch zu Hause „eingesperrt“ therapierte sich Sisi selbst mit Kräutern, als Essenz oder Salbe. Nach stundenlangem Laufen oder Reiten schmerzen auch kaiserliche Gelenke und der Rücken. Mit Ringelblumensalben verschaffte Sisi sich Linderung. Die Inhaltsstoffe der Ringelblume lassen nicht nur oberflächliche Hautreizungen schneller abklingen, sondern können auch über die Haut eindringen und strapazierte Muskeln und Gelenke beruhigen, weil sie antiseptisch und zugleich durchblutungsfördernd und stoffwechselanregend wirken. Ringelblumensalbe ist heute noch beliebt.

Gegen drohende Erkältungen wappnete sich Sisi mit Wacholder- und Holunderbeerensäften. Eine wahre Vitamin-C-Bombe, kombiniert mit immunstärkenden Spurenelementen. Wacholder entwässert und entgiftet das Gewebe, Holunderbeeren geben Energie zum Aufbau neuer Zellen.

Bild rechts: Diese Sisi-Skulptur entstand erst nach 1900. Bewundernswert schön getroffen hat der Künstler ihre absolut ebenmässigen Gesichtszüge, ihr wunderschönes Dekolleté und den schlanken Hals. Übrigens: Ihre Augen haben Ähnlichkeit mit denen von Romy schneider ...

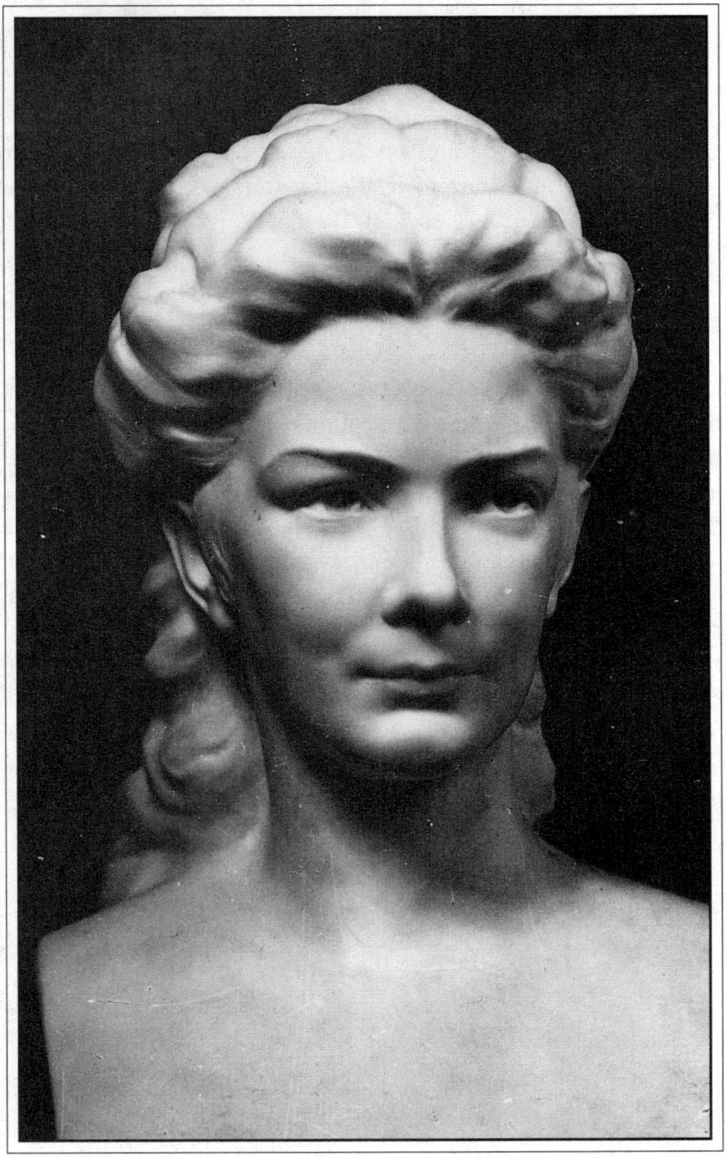

Sisis geheime Gesundheitsrezepturen

Entsprechend der Zeit, in der sie lebte, glaubte Sisi an die wunderbaren Heilkräfte von Fleisch, Eiern und Milch. Ganz verkehrt ist das ja gar nicht, heute sind wir da jedoch wegen Cholesterin und Fett etwas zurückhaltender. Stärkend sind die kaiserlichen Fleischbrühen heute immer noch.

Sisi aß relativ viel Fleisch, kräftige Fleischbrühen und sogar „Fleischessenz" (ein Art Blutsuppe – erinnert eher an Draculas Küche als an die gute österreichische Kochkunst). Esoteriker behaupten, Fleisch würde „erden", also zu verträumte, nervöse, sensible Menschen wieder auf den Boden der Tatsachen bringen. Ernährungswissenschaftler empfehlen einen mäßigen Fleischverzehr schon deshalb, weil es viele B-Vitamine, Mineralien und Spurenelemente enthält. Zudem ist Fleisch ein guter Eiweißlieferant. Zuviel jedoch, vor allem zuviel fettes Fleisch, begünstigt Arteriosklerose und Gelenkserkrankungen. Durch die langen Kochzeiten werden leider die meisten Vitamine zerstört. Deshalb ist es wichtig, Fleisch immer mit viel frischen Kräutern, kurz gedünstetem Gemüse und frischem Salat zu essen.

■ **Sisis Stärkungssuppe.** Sisi ließ manchmal für eine Suppe einen ganzen Ochsen auskochen. Wir begnügen uns mit 2 kg bestem Rindfleisch. In 2 Litern Wasser mindestens drei Stunden ausköcheln. Sisi aß das Rindfleisch selbst nicht – es wurde in die Suppe fest ausgepreßt. Geschmackssache – ich schneide es lieber klein und esse es mit. Frische Kräuter und Gewürze erst nach der Garzeit zugeben. Tut gut bei Erkältungen, Schwäche, an kalten Tagen, nach zuviel Alkohol oder zuwenig Schlaf.

Milch. Die tägliche frische Milch hielt Sisi für eine Art „Multivitamin". Möglicherweise hing sie jedoch auch dem damals verbreiteten Glauben an, Milch würde schlank machen! Milch enthält fast alle lebenswichtigen Vitamine, und der hohe Kalziumgehalt schützt vor Osteoporose. Mindestens 1/4 Liter Milch täglich trinken, am besten naturbelassene Vorzugsmilch.

Frischkräuter. Junge, frischgepflückte Kräuter sind Vitamin- und Energiebomben. Sprossen aus Weizen, Kresse, Radieschen oder Mungobohnen übertreffen unsere Haus- und Wiesenkräuter sogar noch an Vitaminreichtum. In speziellen Behältern (Reformhaus oder Naturkostladen) kann man sie problemlos selbst in der Küche ziehen. Wild- und Heilkräuter, die im Garten oder auf Wiesen (nicht direkt neben der Autobahn!) wachsen, schmecken hervorragend im Salat. Viele kann man auch zu Gemüse verarbeiten, zum Beispiel Brennessel (schmeckt ähnlich wie Spinat, etwas bitterer). In speziellen Kochbüchern für Wildkräuter finden Sie herrliche Rezepte und genaue Beschreibungen der Pflanzen und Blumen.

Heilfasten. Sisis Hungerkuren waren natürlich extrem übertrieben, um nicht zu sagen absurd. Aber ein wöchentlicher Obst-, Gemüse- oder Reistag hilft, eine gute Figur zu behalten und gesund zu bleiben. Der Körper hat Zeit, angesammelte Schlacken und überflüssiges Fett anzugreifen und auszuscheiden. Einmal im Jahr kann man eine mehrtägige Heilfasten-Kur machen. Das ist wie ein „Frühjahrsputz" im Körper. Es gibt verschiedene Fastenarten. Ich halte die sanfte Form, bei der man warme Gemüsebrühe, Tees und verdünnte Obstsäfte zu sich nimmt, für die ideale. Im Buchhandel gibt es reichlich Literatur – und viele Kliniken, Hotels und Sanatorien bieten regelmäßig Heilfasten-Wochen an. Vor Fastenbeginn muß man sich unbedingt beim Arzt durchchecken lassen. Weil während des Fastens viele Gifte aus dem Gewebe gelöst werden und in den Kreislauf gelangen, ist auch eine ärztliche Überwachung während der Kur sinnvoll.

■ **Ölwaschung.** Hilft beim Entschlacken und Entgiften und macht die Haut elastisch und zart. Eine Tasse kaltgepreßtes Oliven-, Sesam- oder Kokosöl anwärmen. Den ganzen Körper, auch die Haare einölen. Dann mit warmem Wasser abduschen oder sich in die Badewanne legen.

■ **Leberwickel.** Unterstützt die Leberfunktion. Ideal während einer Diät oder Heilfasten-Kur. Ein sauberes Leintuch in zwei Liter warmes Wasser mit zwei Tassen Obstessig tauchen, auswringen und um den Bauch wickeln. Mit einem Badetuch abdecken und mit dem Wickel 20 bis 40 Minuten im Bett ruhen. Anschließend warm duschen.

■ **Ringelblumensalbe.** Gibt es fertig in der Apotheke. Man kann aber auch selbst ein Massageöl herstellen, das ausgezeichnet bei Muskelkater und Gelenksschmerzen wirkt: Ca. 50 bis 70 voll erblühte Ringelblumen (nur die Blütenköpfe!) pflücken, vorsichtig waschen und auf Küchenpapier trocknen lassen. In einem Steinmörser zerquetschen – oder mit dem Wiegemesser fein zerhacken (nicht in die Küchenmaschine geben!). Das Blütenmus mit ½ Liter kaltgepreßtem Mandel- oder Sesamöl gut vermischen, in eine Glaskaraffe füllen und fest verschließen. Drei Wochen an einem kühlen, dunklen Ort durchziehen lassen, dabei täglich gut umschütteln. Dann die Blütenreste durch ein Leintuch abseihen, gut ausdrücken. Und fertig ist das „Sportler-Öl“ ! Wer möchte, kann es noch mit ein paar Tropfen ätherischem Öl, z.B. Zitrone oder Lemongrass, aromatisieren.

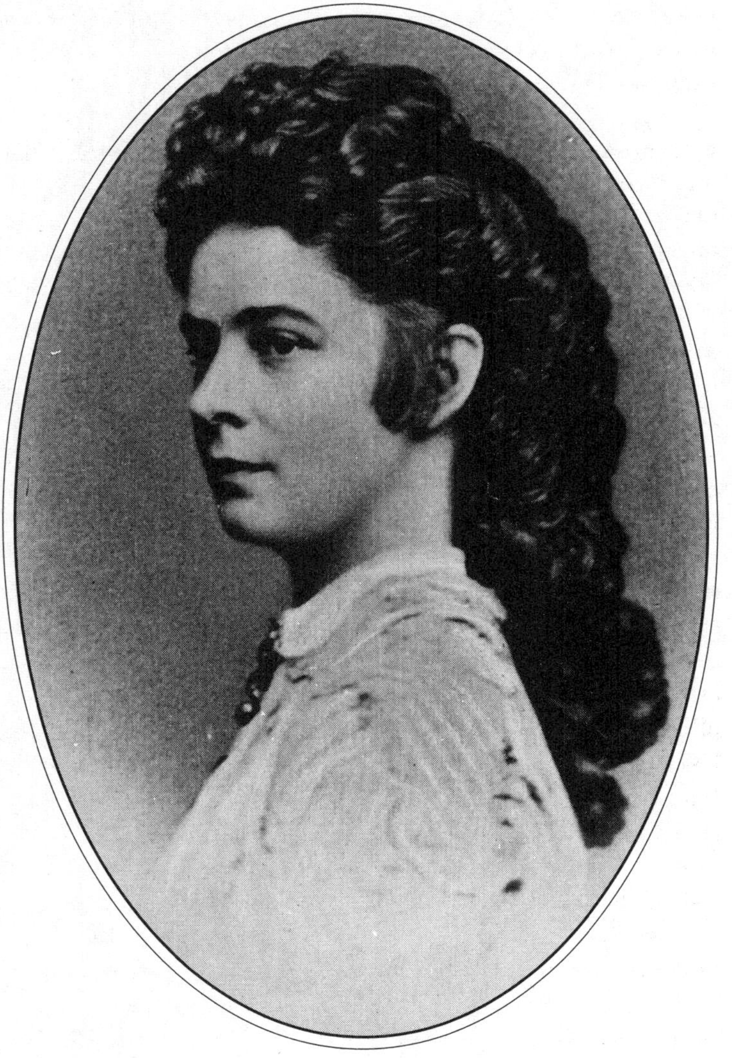

Porträtaufnahme, um 1868. Besonders schön kommen hier Sisis prächtige Haare zur Geltung. Tatsächlich sind viele Fotos der Kaiserin noch schöner als manche Gemälde ...

KARGE KOST AUS DER *HOFKÜCHE*

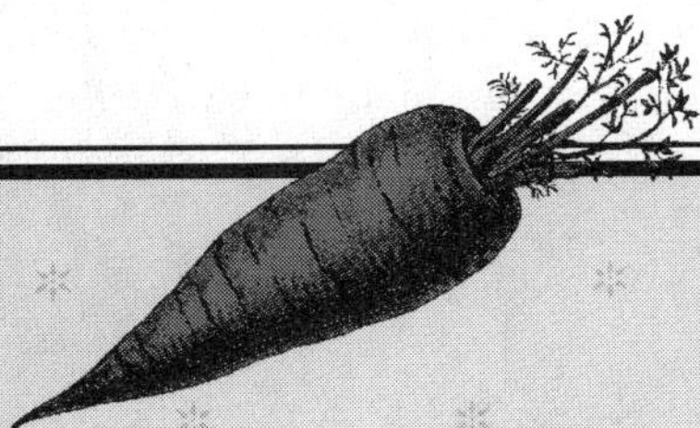

Normalsterbliche (die keine Kostverächter sind) würden vermutlich alles darum geben, einmal ein opulentes, mehrgängiges Festessen mit einer Kaiserfamilie genießen zu können. Nicht so Sisi – die tat im Gegenteil alles, um daran möglichst selten teilnehmen zu müssen. Entweder entschuldigte sie sich wegen Unpäßlichkeit, oder sie verließ, wie sich ihr Tischnachbar Graf Rechberg einmal beklagte, nach längstens fünfundzwanzig Minuten den Tisch. Essen war eindeutig ihre Sache nicht. Zumindest nicht, wenn sie in Wien weilte. (Im Ausland soll sie mitunter besseren Appetit gezeigt haben.) Die Frau, die schon zu Lebzeiten wegen ihrer Wespentaille bewundert wurde, brachte für diese fünfzig Zentimeter jedes Opfer. Sisi probierte alle möglichen Diäten, vor allem in flüssiger Form. Sie machte Saftfasten, Kuren mit Carlsbader Wasser, Milchkuren, und sie trank wochenlang nur ausgepreßte Fleischextrakte vom Rind, Huhn, Rebhuhn oder Reh. Über eine besonders abscheuliche Diät berichtet die freche Marie Larisch, „...eine gräßliche Mixtur von fünf oder sechs Weißeiern mit Salz“.

Ein schmaler Grat zwischen Schönheit und Siechtum

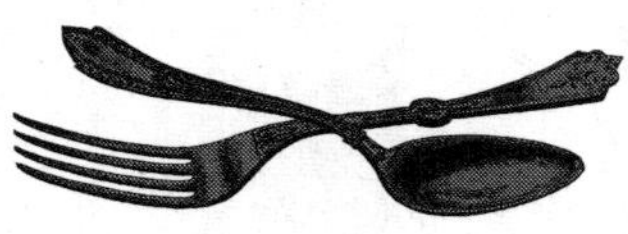

Brachte ihr das ständige Fasten in jüngeren Jahren Ruhm wegen ihrer Schönheit und Schlankheit ein, so führte es in fortgeschrittenem Alter weit häufiger dazu, daß sich die Menschen ihrer Umgebung Sorgen um ihren Gesundheitszustand machten – eben wegen ihrer Magerkeit.

Lediglich ihr griechischer Vorleser Christomanos schwärmte noch von der schlanken Figur der 54jährigen Sisi: „Ihre ganze Gestalt, allzu fließend, um nur schlank genannt zu werden, seufzt wie eine Cypresse zum Himmel, flutet wie eine Welle, wenn sie ruhet und athmet." Weniger freundliche Worte fand ihre Mutter, eine gestandene Bayerin mit gesundem Appetit (und Formen), sie befand, Sisi sei einfach nur „dürr wie eine Bohnenstange".

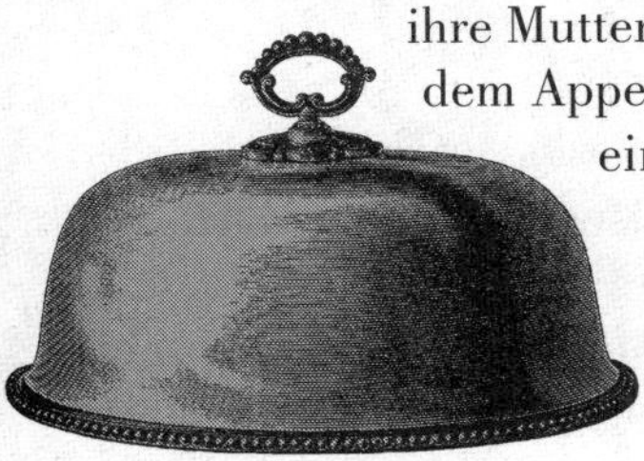

Der Kaiser selbst machte sich große Sorgen um den Schlankheitswahn seiner Gattin, die er in einem Brief an Katharina Schratt 1897 zum Ausdruck brachte. Er warnt die Freundin vor einem Treffen mit Sisi: „Wenn Sie über das leider recht schlechte Aussehen derselben erschrecken sollten, so bitte ich Sie, es nicht zu zeigen, auch mit der Kaiserin nicht zu viel über Gesundheit zu sprechen, sollte das aber nicht zu vermeiden sein, ihr Muth zu machen, vor allem aber ihr keine neue Kur und kein neues Mittel anzurathen. Sie werden die Kaiserin sehr matt, sehr leidend und besonders in sehr deprimierter Stimmung finden. Wie bekümmert ich bin, können Sie sich denken."

Auch der kaiserliche Leibarzt Dr. Kerzl teilt Franz Josephs Bedenken. So berichtet die Kammerdienerin in einem Brief an die Hofdame Ida von Ferenczy: „Dr. Kerzl sagt immer, wenn nur diese verdammte Waage nicht wäre, wer die Ihrer Majestät angeraten hat, soll dieser und jener holen, einen solchen Zorn hat er über die Waage, no dagegen erreicht er nichts, die ist und bleibt."

Da Sisi aber zunehmend unter Hungerödemen litt, hungerte sie erst recht weiter. Ihr Körper war von den Ödemen schon aufgetrieben, morgens konnte sie manchmal kaum aus den geschwollenen Augen schauen, was sie erst recht in die Verzweiflung und weitere Diäten trieb. Nach heutigem Ermessen geriet sie auf diese Art und Weise in einen wahren Teufelskreis.

Eine heikle Esserin

Heikel war sie nicht nur in bezug auf die Menge, die sie zu sich nahm. Alle Speisen unterlagen auch der persönlichen Qualitätskontrolle ihrer kaiserlichen Majestät. Ganz besonders kritisch wurde die Milch geprüft. Denn, was ein heutiger Konsument pasteurisierter, homogenesierter Milch kaum noch nachvollziehen kann – Milch ist nicht gleich Milch, wenn sie frisch aus der Kuh kommt. Zeitlebens war Sisi stets auf der Suche nach Kühen, die die beste Milch gaben. Und die wurden denn auch schon mal importiert, zum Beispiel aus der Bretagne und von Korfu. Auch für die Eier, die Sisi in erschreckender Menge zu sich nahm, gab es am Hofe spezielle Zuchthühner. Für ihre berühmten Fleischextrakte wurden ganze Rinder frisch geschlachtet. Orangen, ihr Lieblingsobst, wurden aus Mittelmeerländern per Schiff gebracht. Damals ein zeitraubendes Unterfangen, bei dem nach heutigem Wissen die Orangen auch viel von ihrem Vitamingehalt eingebüßt haben dürften.

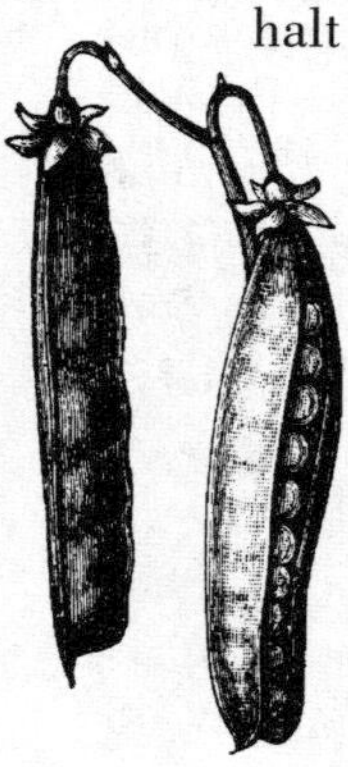

Spärlich sind die Hinweise auf seltene Mahlzeiten, die die Kaiserin ausnahmsweise auch einmal genossen hat. Dies dürfte wohl nur dann der Fall gewesen sein, wenn sie – selten genug! – einmal mit ihrer Figur zufrieden war. Dann soll sie auch gern österreichische Mehlspeisen verzehrt haben, mit Appetit Eis gegessen und sogar gelegentlich Austern genascht haben.

Kaiserliche Kuren in Bad Kissingen

Die Erfolge ihrer ersten Kuren in Bad Kissingen haben Sisi so beeindruckt, daß sie ihren Badeort gar nicht mehr wechseln mochte. Überschwenglich lobt sie die Kuranwendungen, das hervorragende Heilwasser, das ausgezeichnete Hotel, die gute Luft und die Schönheit der Landschaft, den gepflegten, sauberen Eindruck des Ortes und die höfliche Zurückhaltung der Einwohner, die den prominenten Gast nur aus gebührender Entfernung bestaunen. Das kaiserliche Lob hatte seine Berechtigung, denn Bad Kissingen wurde erst im Jahre 1883 offiziell zum Bad erhoben. Und da hatten die Stadtverwaltung sowie einige gut betuchte Investoren des Ortes natürlich weder Kosten noch Mühe gescheut, aus dem kleinen Städtchen einen eleganten und gut besuchten Badeort zu machen. Von 1886 bis 1889 (für heutige Verhältnisse in relativ kurzer Zeit also) wurde Bad Kissingen modernisiert. Es erhielt die erste Kanalisation in Bayern, die ersten Telefonanschlüsse, elektrisches Licht in allen Kurmittelhäusern und neue Alleen und Parks. Hotels, Pensionen, Restaurants und Privathäuser wurden luxuriös modernisiert und renoviert. In der Tat ein Schmuckstück unter den damaligen Badeorten! Und so ganz nach dem Herzen der verwöhnten Kaiserin Sisi …

Doch offensichtlich gab es für Sisi noch einen anderen Grund, häufig zur Kur nach Bad Kissingen zu fahren: den Medizinalrat Dr. Sotier, der nach allgemeinem Bekunden offensichtlich einen sehr guten Einfluß auf die Kaiserin und damit ihre Gesundheit nahm. Sie vertraute ihm bedingungslos und folgte wohl auch seinen Rat-

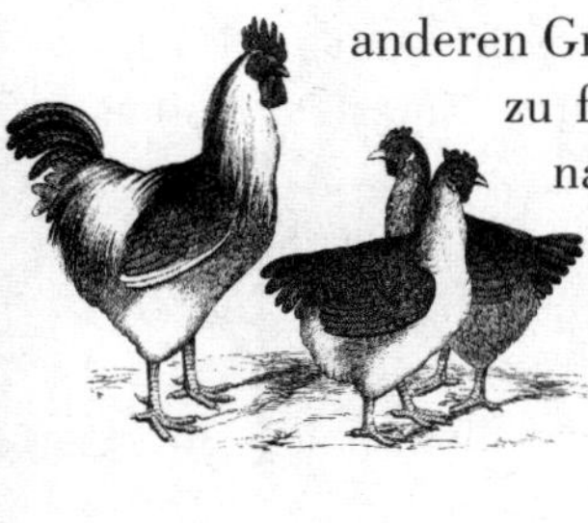

schlägen hinsichtlich einer etwas vernünftigeren Ernährung. Immerhin wußte die örtliche Presse, die „Saale-Zeitung“, schon einen Tag nach ihrer Ankunft im Jahre 1897 zu berichten, daß die Kaiserin höchstselbst und allein am Morgen des ersten Kurtages zu ihrer Trinkkur zum Brunnen gegangen war und anschließend in der Hofkonditorei „persönlich“ ihr Frühstücksgebäck gekauft habe. Freilich ließen es sich die Stadtoberen von Bad Kissingen auch nicht nehmen, es der kaiserlichen Hoheit so komfortabel wie möglich einzurichten. Galt es doch schließlich, diesen unschätzbaren Tourismusmagneten so oft wie möglich zu Besuch zu haben. Unweigerlich würden dann viele, viele andere ebenso hochwohlgeborene Gäste folgen ...

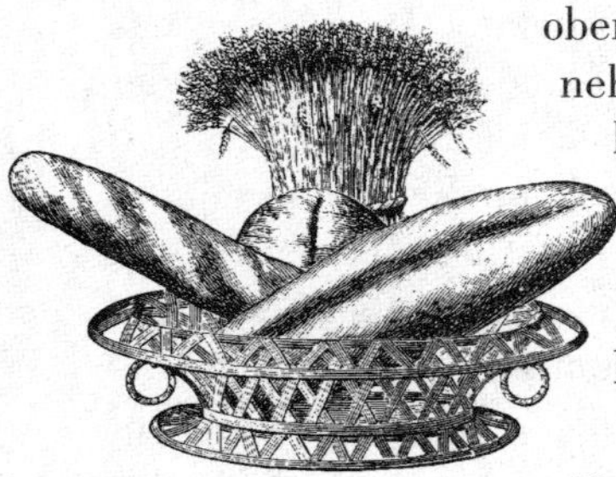

Diese Rechnung ging übrigens auf: Sisi zog tatsächlich wie ein Magnet zahlreiche gekrönte und adlige Häupter aus Europa nach Bad Kissingen.

Welchen Empfang der kleine Kurort dem hohen Gast bereitete, wird wiederum von der „Saale-Zeitung“ (vom 10. Mai 1897) präzise berichtet. Hier einige Auszüge, die uns doch stark an die Hofberichterstattung unserer Tage erinnern:

„Am heutigen Montag, präcis 12 Uhr 26 Min. lief der Zug ein, mit welchem Ihre Majestät, die Kaiserin und Königin Elisabeth von Österreich-Ungarn, in unserem Kurorte zu mehrwöchigem Kuraufenthalte eintraf. Der Zug, in den zwei Salonwagen eingestellt waren, führte der königl. Baumaschineningenieur Herr Kuffer von Schweinfurt. Ihre Majestät entstieg raschen Schrittes dem Salonwagen und nahm huldvoll die Vorstellung des k. Bad-Comissärs, Herrn Regierungsraths Baron Bechtelsheim entgegen. Ihre Majestät trug ein schwarzes Capothütchen ohne Schleier und fußfreien schwarzen Rock. Herr Bahnverwalter Uhl geleitete Ihre Majestät durch den Königs-

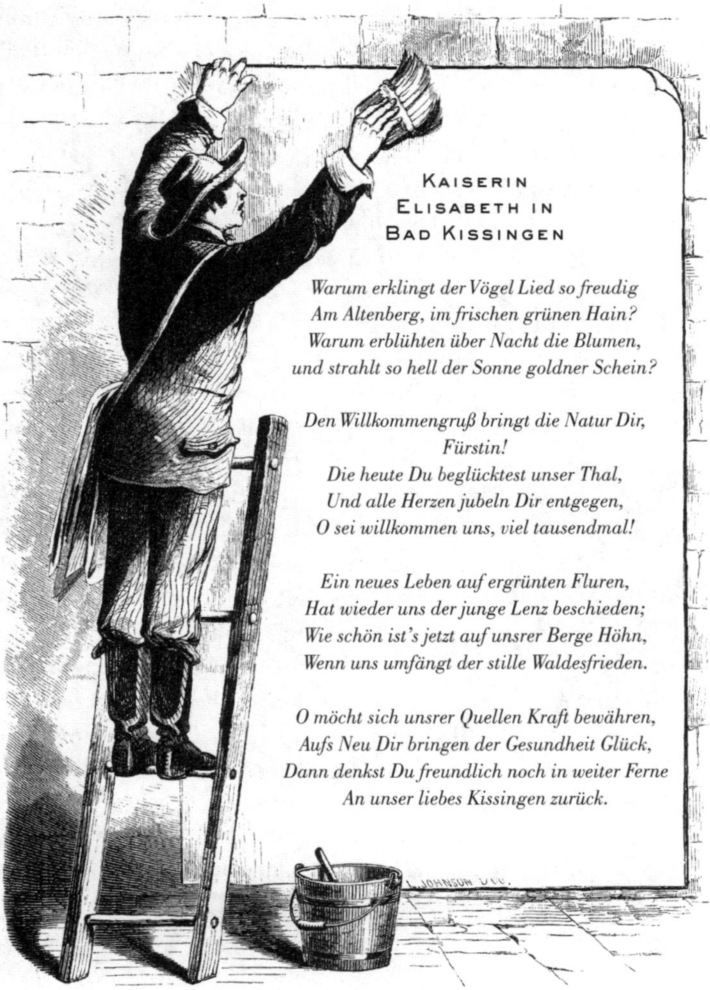
KAISERIN ELISABETH IN BAD KISSINGEN

Warum erklingt der Vögel Lied so freudig
Am Altenberg, im frischen grünen Hain?
Warum erblühten über Nacht die Blumen,
und strahlt so hell der Sonne goldner Schein?

Den Willkommengruß bringt die Natur Dir,
Fürstin!
Die heute Du beglücktest unser Thal,
Und alle Herzen jubeln Dir entgegen,
O sei willkommen uns, viel tausendmal!

Ein neues Leben auf ergrünten Fluren,
Hat wieder uns der junge Lenz beschieden;
Wie schön ist's jetzt auf unsrer Berge Höhn,
Wenn uns umfängt der stille Waldesfrieden.

O möcht sich unsrer Quellen Kraft bewähren,
Aufs Neu Dir bringen der Gesundheit Glück,
Dann denkst Du freundlich noch in weiter Ferne
An unser liebes Kissingen zurück.

EIN KISSINGER BÜRGER GRIFF BEGEISTERT ZUR FEDER, UM SEINER FREUDE ÜBER DEN BESUCH DER KAISERLICHEN HOHEIT AUSDRUCK ZU GEBEN. DAS GEDICHT WURDE IN DER „SAALE-ZEITUNG" VOM 18. APRIL 1889 ABGEDRUCKT UND SOLL SISI SEHR GEFALLEN HABEN. (LEIDER IST DER AUTOR NUR MIT „A. SCH." VERMERKT.)

salon zu den offenen Equipagen, deren erste Ihre Majestät mit der Hofdame bestieg. Im zweiten Wagen folgte Obersthofmeister Herr Graf v. Bellegarde mit dem k. Bad-Comissär. Das zahlreich anwesende Publikum grüßte Ihre Majestät ehrfurchtsvollst. In langsamen Trab ging es durch die Prinzregentenstraße, Theaterstraße nach dem königl. Kurhause, dessen gartenartig angelegte Einfahrt prächtig mit Blattpflanzen, Lorbeerbäumen u.s.w. geschmückt ist. Auch hier hatte sich eine große Menschenmenge eingefunden. Am Portale wurde die Kaiserin von Herrn Hofrath Streit und dem Kurdirektor Schraepler empfangen, welche Ihre Majestät nach ihren Gemächern geleiteten. Das Gefolge zählt insgesamt zwölf Personen, welche in vierzehn Salons und Zimmern untergebracht sind. Die Salons der Kaiserin, die auf die Theaterstraße führen, wurden gänzlich neu und auf das Allervornehmste eingerichtet. Ihre Majestät wird in der Kurliste als Gräfin Hohenembs eingetragen werden. Vor drei Jahrzehnten hat Ihre Majestät an Kissingens Heilquellen ihre Gesundheit wiedergefunden. Mögen auch diesmal unsere wunderthätigen Quellen von reichem Segen für Ihre Majestät die Kaiserin sein … "

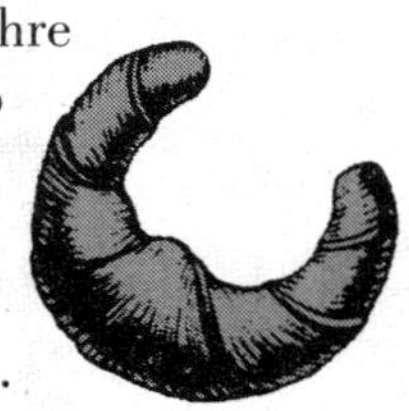

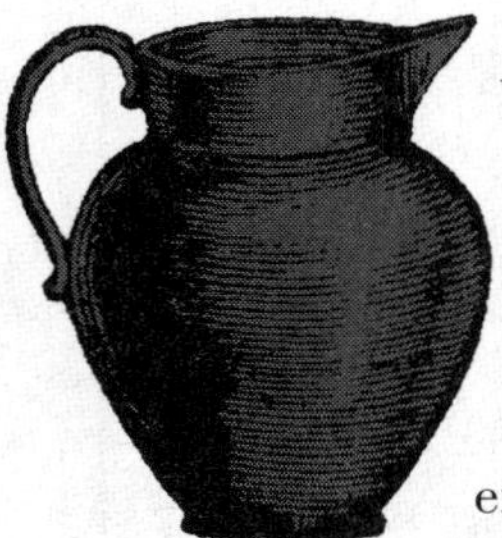

Wir sehen: Auch damals hatten Prominente, selbst wenn sie als „Gräfin Hohenembs" unterwegs waren, schlechte Karten, inkognito zu bleiben …

Die Sisi-Diät

Das „Königliche Kurhaus“, in dem Sisi in Bad Kissingen abstieg, gibt es heute noch. Es ist das Steigenberger Kurhaushotel. Noch heute erinnert in dem vornehmen, gepflegten Haus vieles an den berühmten Gast von früher. Verständlicherweise tut man auch alles, um die Erinnerung an Sisi in Bad Kissingen lebendig zu erhalten. So können feine Damen dort eine Schönheitskur mit Sisis Originalzutaten machen, für Schlankheitswillige hat der Chefkoch eine Diät entwickelt, die zwar viele Nahrungsmittel enthält, die Sisi tatsächlich gern gegessen hat, sich darüber hinaus aber an den Grundsätzen einer modernen, gesunden Vollwertkost orientiert. Die Rezepte für eine Woche enthalten pro Tag circa 1 600 bis 1 800 kcal und sind für zwei Personen berechnet. Freundlicherweise stellt das Hotel die Rezepte für meine Leser hier zur Verfügung. Ich glaube, Sisi hätte das auch geschmeckt! Und es wäre ihr mit Sicherheit besser bekommen …

Zwei wichtige Tips zu den Rezepten:

1) Sie wurden von Gastronomie-Profis entwickelt, die schon etwas Fertigkeiten im Umgang mit Nahrungsmitteln und Küchengeräten voraussetzen. Wer sie nachkochen will, sollte also nicht unbedingt ein blutiger Anfänger sein! Zumindest sollten Sie etwas Erfahrung haben, in welcher Reihenfolge die verschiedenen Bestandteile des jeweiligen Gerichts vorzubereiten und zu kochen sind! Das setzen die Profis bei diesen Rezepten voraus!

2) In sehr vielen Rezepten finden Brühen aus Gemüse, Wild oder Rindfleisch Verwendung, denn die hat Sisi ja besonders gern gegessen. Halten Sie am besten einen Vorrat von frisch gekochtem oder hochwertigem fertigen Extrakt bereit!

1. TAG

FRÜHSTÜCK TÄGLICH NACH WAHL:

■

Kaffee oder Tee

■

1 Semmel, 1 Scheibe Vollkornbrot,
2 Scheiben Knäckebrot

■

1 gestr. TL Butter und 2 Scheiben Edamer Käse 30 %
oder 1 TL Marmelade
oder 1 Scheibe gekochter Schinken
oder 2 EL Magerquark mit Kräutern

■

1 Magerjoghurt mit 1 bis 2 EL Vollkornflocken

■

1 Glas frischer Orangen-, Grapefruit-
oder Tomatensaft

MITTAGESSEN:

■

Blattsalate mit
gerösteten Sonnenblumenkernen

Feldsalat, Kopfsalat, Radicchio putzen und waschen. Für das Dressing: 1/2 Zwiebel klein schneiden, aus Essig, Wasser und 1 EL Distelöl eine Sauce anrühren, mit Salz, Pfeffer, etwas Zucker, frisch gehackten Kräutern abschmecken. 50 g Sonnenblumenkerne in der Teflonpfanne trocken kurz anrösten und vor dem Anrichten über den Salat geben.

■

Rinderbrühe mit Gemüsewürfel

Je 100 g Karotten, Lauch und Sellerie putzen, waschen und in kleine Würfel schneiden. In ein wenig Wasser blanchieren. 3/4 l Wasser zum Kochen bringen, 1 Würfel fertige Rinderbrühe einrühren. Das blanchierte Gemüse in die heiße Brühe geben, mit etwas Salz und Muskat würzen.

■

Gemüse-Rinderhacksteak auf Paprikasauce und Kräuterkartoffeln

180 g frisches Rinderhack mit Salz und Pfeffer würzen und 1 Ei hinzugeben. Je 50 g Zucchini und Möhren raspeln und in die Hackmasse geben. Gut durchkneten. Zwei runde Steaks formen, in der Teflonpfanne mit etwas Olivenöl ausbraten. Für die Sauce: 1 rote Paprika waschen, putzen und in kleine Stücke schneiden, mit 1/2 kleingeschnittenen Zwiebel in 2 EL Olivenöl andünsten, mit 1/2 l Gemüsebrühe instant auffüllen und leicht köcheln lassen. Mit einem Mixstab pürieren und mit 1 EL Maisstärke leicht abbinden. Mit Salz, Pfeffer und einem kleinen Spritzer Sahne abschmecken.

Für die Kräuterkartoffeln: 2 bis 4 Kartoffeln (je nach Größe) schälen, in Salzwasser kochen. Petersilie, Liebstöckel und Schnittlauch fein hacken und über die Kartoffeln streuen.

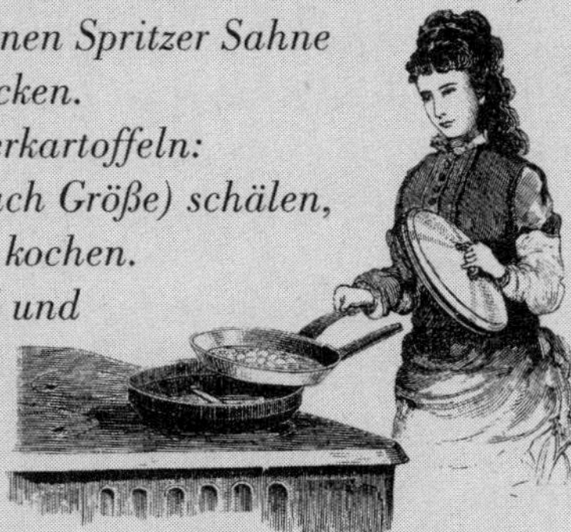

■

Buttermilchgelee mit Orangenspiegel

200 ml Orangensaft erhitzen, 2 Blatt eingeweichte Gelatine hinzufügen und 0,5 cm dick in 2 Timbals (oder feuerfeste Förmchen) füllen und in den Kühlschrank stellen. 200 ml Buttermilch erwärmen, sie sollte handwarm sein, da sie sonst leicht gerinnt. 2 EL Zucker in die Buttermilch geben, 2 Blatt Gelatine in ein wenig heißem Wasser einweichen, auflösen und in die Buttermilch einrühren, mit einigen Spritzern Zitronensaft abschmecken, kaltrühren und kurz vor dem Andicken in die Timbals füllen und stocken lassen. Timbals kurz in heißes Wasser stellen und auf einen Teller stürzen, mit ein paar Früchten garnieren (z.B. Johannisbeeren oder Himbeeren).

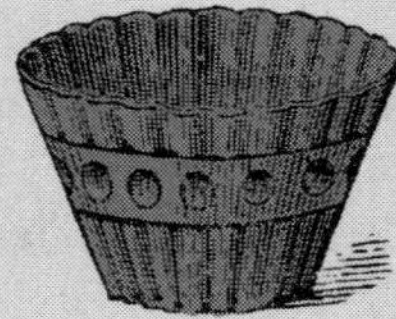

ABENDESSEN:

■

Gemüsebrühe mit Kräutern

$^{1}/_{2}$ l Gemüsebrühe aus gutem Extrakt kochen und mit frisch gehackten Gartenkräutern nach Wunsch und Bekömmlichkeit versetzen, mit etwas Salz und Muskat abschmecken.

■

Kaiserschmarrn

Für den Kaiserschmarrn: 100 ml Milch und 1 Eigelb verrühren, 150 g Vollkornmehl einrühren und ca. 10 Min. ruhen lassen. 1 Eiweiß steif schlagen und unterziehen.

Für die Füllung: 1 Apfel schälen, Kernhaus entfernen und in kleine Stückchen schneiden, 50 g eingeweichte Rosinen und 20 g gehobelte Mandeln zu den Apfelstückchen geben, die Masse in 2 EL Butter kurz anschwitzen und den Teig darüber verteilen. Im Ofen bei 180 Grad ca. 8 Min. backen (die Masse sollte leicht goldgelb sein). Den Kaiserschmarrn in der Pfanne mit 2 Gabeln in Rauten reißen, etwas Zucker im Vorderteil der Pfanne einstreuen und leicht karamelisieren lassen, den Kaiserschmarrn durchziehen.

■

Dunstapfel

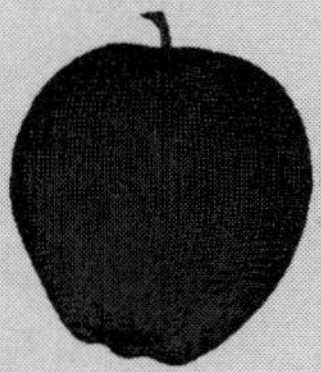

1 Apfel waschen, schälen und achteln. In Wasser mit etwas Zucker und 1 Zimtstange dünsten.

■

Orangensorbet

300 ml Orangensaft mit 3 EL Honig erhitzen, auskühlen lassen, in die Eismaschine geben oder ins Eiswürfelfach.

2. Tag

Mittagessen:

■

Gemüsesülze auf Joghurt-Kräutersauce

Je 100 g Karotten, Sellerie, Broccoli, Tomaten und Lauch waschen, putzen. Karotten, Sellerie und Lauch in kleine Würfel schneiden und kurz in kochendem Salzwasser blanchieren, danach in Eiswasser abschrecken. Broccoli in kleine Röschen zerpflücken, ebenfalls blanchieren und in Eiswasser abschrecken. Tomaten abziehen, entkernen und in Würfel schneiden. Das Gemüse in Timbals geben und leicht andrücken. 200 ml Gemüsebrühe aus Extrakt aufkochen, mit einem Spritzer Essig, Salz und etwas Pfeffer abschmecken, 3 Blatt eingeweichte Gelatine in die Brühe geben, kalt rühren und über das Gemüse geben. Für die Joghurtsauce: 100 g Magermilchjoghurt natur mit Salz, Pfeffer und etwas Zitronensaft würzen, 1 TL gehackte Petersilie unterrühren. Timbals stürzen und auf die Sauce setzen, mit Cocktailtomaten und Salatblatt garnieren.

■

Geflügelbrühe

1 Tomate abziehen, entkernen, in kleine Würfel schneiden. 100 g Dinkelkörner einweichen, etwas quellen lassen, danach kochen. 400 ml Geflügelbrühe aus Extrakt kochen. Dinkelkörner und Tomatenwürfel

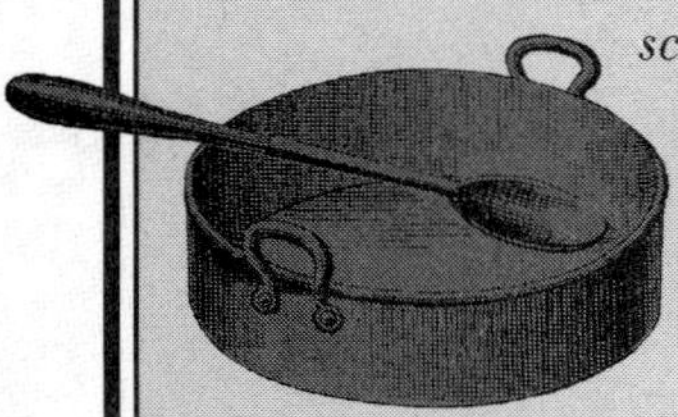

in die Geflügelbrühe geben und mit etwas Salz und Muskat würzen, mit gehackter Petersilie bestreuen.

■

Rindfleischeintopf

300 g mageres Rindfleisch mit 1 Handvoll Suppengrün in 1 l Wasser kochen, herausnehmen und in Würfel schneiden, Brühe abpassieren, je 50 g Sellerie und Karotten in Blättchen schneiden, 100 g Kartoffeln würfeln, 50 g Blumenkohl in Röschen teilen, 50 g TK-Erbsen und alles Gemüse in der Brühe köcheln lassen. Rindfleischwürfel zugeben, mit Salz, Pfeffer und Muskat würzen und im Suppenteller anrichten, mit Petersilie bestreuen.

■

Granite

100 ml Wasser und 50 g Zucker aufkochen, 30 g Erdbeeren mit 1 TL Zitronensaft aufmixen und in den erkalteten Läuterzucker mischen, auf ein Blech geben und in die Gefriertruhe stellen. Mit dem Spatel von Zeit zu Zeit bewegen und im Cocktailglas servieren (es soll wie gestoßenes Eis aussehen).

ABENDESSEN:

■

Shrimpscocktail in Joghurt-Tomatendressing

100 g Champignons klein schneiden, 100 g Zucchini in Würfel schneiden und mit 150 g Shrimps vermengen. 1 Tomate abziehen, entkernen und pürieren. In 100 g Joghurt geben, mit Salz, Pfeffer und Zitronensaft würzen.

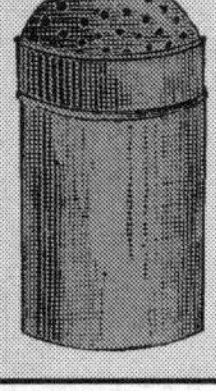

Auf kleingeschnittenem Salat im Cocktailglas servieren. Mit Zitronenscheibe, Dillsträußchen und Cocktailtomate garnieren.

■

Gebratenes Poulardenbrüstchen auf Kräuterjus, Broccoli und Vollkornreis

2 kleine Poulardenbrüstchen mit Salz und Pfeffer würzen und in der Teflonpfanne mit 2 EL Maiskeimöl braten. Poularde aus der Pfanne nehmen. 1/2 Zwiebel würfeln, in die Pfanne geben und anschwitzen. Mit 200 ml Bratensaft ablöschen, mit 1 EL Maisstärke abziehen, mit Salz und Pfeffer abschmecken, Petersilie und Estragon hineinstreuen. 300 g Broccoli waschen und putzen, in Salzwasser kochen, aus dem Wasser nehmen und mit Salz und Pfeffer aus der Mühle würzen. 150 g gekochten Vollkornreis in 10 g Halbfettbutter anschwitzen, mit Salz und Pfeffer würzen.

■

Creme nach bayrischer Art

3 Eigelb mit einem Teil von 50 g Zucker aufschlagen. 200 ml Milch mit 1/2 Vanillestange aufkochen. Die kochende Milch in die Eiermasse geben und zu Rose abziehen, 4 Blatt eingeweichte Gelantine zugeben, die Masse durch ein Haarsieb passieren, kaltrühren, 3 Eiweiß mit dem restlichen Zucker steif schlagen und unter die Masse ziehen, in Schälchen abfüllen und kalt stellen.

3. TAG

Mittagessen:

■

Gemüsebrühe mit Wildreis

1 Karotte, 100 g Sellerie, 100 g Lauch waschen, putzen, schneiden, in 1 l Wasser 20 Min. köcheln lassen. 30 g Wildreis in 0,5 l Salzwasser kochen und in die Gemüsebrühe geben, mit etwas Salz, Pfeffer und Muskat würzen und mit Petersilie bestreuen.

■

Vollkorn-Sauerkraut-Strudel auf Möhrensauce

Aus 200 g Mehl, einer Prise Salz, 70 ml Wasser und 2 EL Maiskeimöl einen Strudelteig herstellen. Ca. 1 Std. ruhen lassen. Inzwischen 250 g Sauerkraut nach Geschmack kochen, erkalten lassen und mit einem Leinentuch auspressen. 100 g Karotten und 100 g Lauch waschen, putzen, in kleine Würfel schneiden und unter die Sauerkrautmasse heben. Für den Kartoffelteig: 150 g rohe und 150 g gekochte Kartoffeln, 1 Ei, Salz und Muskat verrühren und unter die Sauerkrautmasse mischen. Diese Masse auf den ausgerollten Strudelteig geben, einschlagen und bei 180 Grad ca. 12 – 15 Min. im vorgeheizten Ofen backen. Für die Karottensauce: 100 g Karotten (geraspelt) und mit 1/2 fein gehackter Zwiebel in 1 EL Olivenöl anschwitzen, mit 200 ml Gemüsefond aufgießen, leicht köcheln lassen und anschließend pürieren. Abschmecken und 1 EL Schmand unterheben.

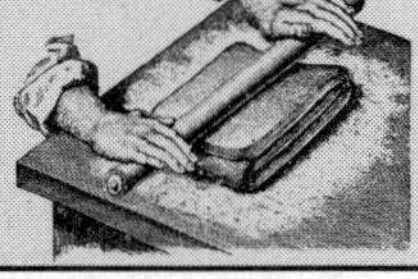

■

Lachs-Gemüse-Nudeln mit Tomatensauce

150 g Nudeln kochen (Vollkornnudeln). 100 g frisches Lachsfilet in Streifen schneiden. Je 50 g Sellerie, Karotten und Fenchel in Streifen schneiden und blanchieren. Nudeln in 2 EL Olivenöl anschwitzen, Lachsstreifen und Gemüse zugeben, mit etwas Salz und Muskat würzen. Mit Petersilie garnieren.
Für die Tomatensauce: 1/2 Zwiebel fein hacken, 1 Tomate häuten, fein würfeln, 1 Karotte putzen, raspeln, 100 g Sellerie putzen, fein schneiden.
Alles in 2 EL Olivenöl andünsten, mit 200 ml Gemüsebrühe ablöschen, 1 EL Tomatenmark hinzugeben und leicht köcheln lassen. Mit etwas Maisstärke abziehen und mit Salz, Pfeffer, Basilikum, Oregano und Knoblauch würzen.

■

Reis Trauttmannsdorff

100 g Rundkornreis in 1/2 l Milch kochen.
Zum Garnieren: 1/2 Mandarine; 1/2 Kiwi, 1/2 Apfel, 1/2 Birne, 100 g Ananas, 1 Feige, 1/2 Sternfrucht oder andere waschen, putzen, klein schneiden.
20 g Puderzucker mit 2 Eiweiß steif schlagen und mit den kleingeschnittenen Früchten unter die erkaltete Reismasse heben. Den Reis in Timbals streichen und in den Kühlschrank stellen. Nach dem Erkalten die Timbals in heißes Wasser tauchen und auf einen großen Teller stürzen. Beliebig mit Früchten garnieren.

ABENDESSEN:

■

Geeiste Melonenkugeln

*Honigmelone halbieren,
entkernen und mit einem Pariser
Messer Kugeln ausstechen,
etwas zuckern und anfrieren.
Im Cocktailglas anrichten und mit
gehackten Walnüssen garnieren.*

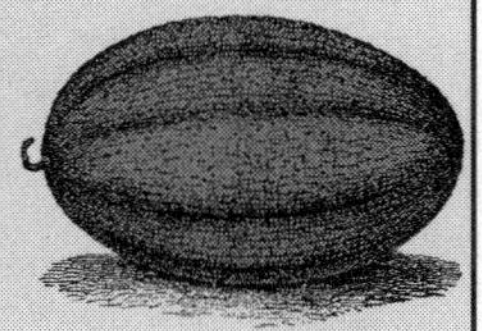

■

Gemüsebratling auf Lauchsauce
mit kleinem Salatteller

*300 g Kartoffeln schälen, die Hälfte kochen.
Gekochte und rohe Kartoffeln reiben.
Je 50 g Sellerie, Karotten, Blumenkohl und Zucchini
raspeln und mit der Kartoffelmasse zu einem festen
Teig formen. Die Masse mit Salz und Pfeffer würzen.
Runde Bratlinge formen und in der Pfanne mit
2 EL Olivenöl braten.
Für die Lauchsauce: 1/2 Zwiebel und
1 Lauchstange klein schneiden, in 2 EL Maiskeimöl
anschwitzen und mit 200 ml Gemüsebrühe ablöschen.
Mit etwas Saucenbinder andicken und mit Salz
und Pfeffer würzen.Verschiedene Blattsalate putzen
und waschen und mit einem Dressing aus Essig,
Olivenöl, Salz, Pfeffer und Zucker anmachen.
Mit feingehackter Petersilie bestreuen,
als Beilage servieren.*

■

Rote Grütze

Je 50 g Johannisbeeren, Himbeeren und Erdbeeren (ggf. TK-Ware) mit 100 ml Wasser und 50 g Zucker etwa 10 Min. kochen. Je 100 g Johannisbeeren und Himbeeren beiseite geben. Die Masse aufmixen und 5 Blatt eingeweichte Gelatine zugeben. Als Einlage die restlichen Johannisbeeren und Himbeeren zugeben.

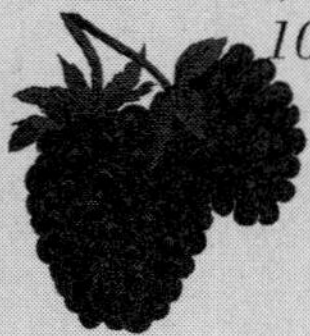

4. TAG

MITTAGESSEN:

■

Möhren-Apfel-Salat mit Joghurtdressing

150 g Möhren und 100 g Äpfel putzen, schälen und mit der Reibe grob raspeln. 100 g Joghurt mit etwas Salz, Pfeffer, Honig, Zitronensaft und etwas geriebenem Meerrettich verrühren. Diese Mischung in die geraspelten Möhren und Äpfel geben, auf Salatteller anrichten und mit Blattsalat dekorieren.

■

Rote Rübensuppe mit Engelshaar

1/2 Zwiebel, 1/2 rote Rübe und 1 Kartoffel in 2 EL Olivenöl anschwitzen. Mit 400 ml Gemüsebrühe aus Extrakt auffüllen und köcheln lassen. 1 EL Schmand hinzugeben und mit dem Stabmixer pürieren. Mit Salz, Pfeffer und etwas Anis abschmecken. Als Dekoration Rote Bete roh in ganz dünne Streifen schneiden und mit etwas Schmand und Petersilie bestreuen.

■

Quarkkeulchen mit Sauerkirschen

Aus 100 g gekochten Kartoffeln, 100 g Quark, etwas Honig und 2 Eiern einen Teig herstellen. Aus dieser Masse kleine Küchlein formen und in 2 EL Maiskeimöl ausbacken. 200 g Sauerkirschen (aus dem Glas) abgießen, den Saft auffangen und mit etwas Zimt und 2 EL Zucker zum Kochen bringen. Mit 1 EL Maisstärke binden und von der Kochstelle nehmen. Die Kirschen und 10 g Butter zugeben.

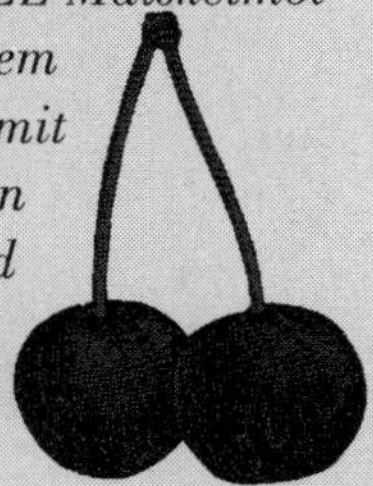

Frisches Obst, *z.B. 1 Orange oder 1 Birne.*

Abendessen:

■

Forellenfilets auf Toast

Pro Portion 80 g geräuchertes Forellenfilet, 2 Scheiben Vollkorntoast und 10 g Butter. Brot toasten, auf Salatblättern anrichten, mit Butter bestreichen, Forellenfilets darauf garnieren, Zitronenachtel dazugeben.

■

Hühnersuppentopf
mit frischem Gemüse und Nudeln

1 Suppenhuhn mit 1 Tasse kleingeschnittenem Suppengemüse (Karotte, Lauch und Sellerie) in reichlich Wasser kochen, ausbrechen, Fleisch erkalten lassen und klein schneiden. Die Brühe passieren. 1 Karotte, und 100 g Sellerie putzen, in Würfel schneiden, 100 g kleine Blumenkohlröschen und 100 g Erbsen zugeben und in

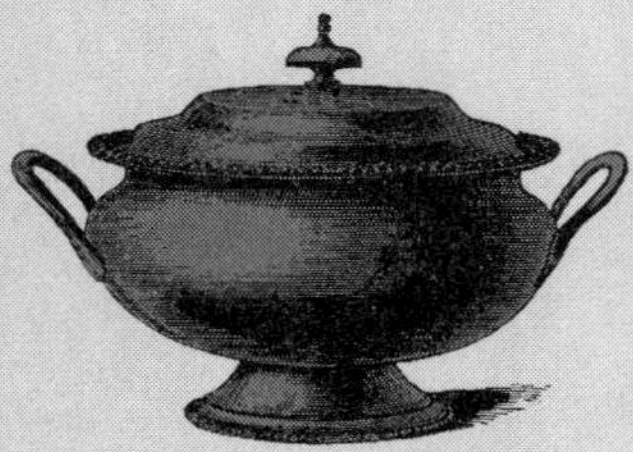

der Brühe 10 Min. köcheln. 100 g kleine Nudeln kochen. Mit dem gewürfelten Hühnerfleisch in die Brühe geben. In Suppentellern anrichten und mit frisch gehackter Petersilie bestreuen.

■

Joghurtcreme mit roten Johannisbeeren

In 200 g handwarmen Joghurt (2 Std. vorher aus dem Kühlschrank nehmen!) 2 Blatt eingeweichte und in heißem Wasser aufgelöste Gelatine geben und kaltrühren.

2 geschlagene Eiweiß mit 30 g Puderzucker verrühren, unterheben und in Timbals füllen.

100 ml Johannisbeersaft aufkochen und mit etwas Stärke abbinden, evtl. mit etwas Honig süßen.

Von der Kochstelle nehmen, 100 g frische Johannisbeeren zugeben und erkalten lassen. Timbals auf einen Teller stürzen und die Johannisbeeren anlegen.

5. Tag

Mittagessen:

■

Wildkraftbrühe mit Champignonschöberl

10 g getrocknete Champignons klein hacken, eine Stunde in heißem Wasser einweichen, abtropfen, trockentupfen und mit 50 g Mehl mischen. 2 Eigelb schaumig rühren und etwas salzen. 2 Eiweiß steif schlagen und mit der Pilz-Mehl-Masse unter die Eigelbe heben. Die Masse auf ein mit Backpapier ausgelegtes Backblech streichen und im vorgeheizten Ofen bei 180 – 200 Grad ca. 6 – 8 Min. backen. Das Blech auf die Arbeitsplatte stürzen, Backpapier entfernen und den Teig in kleine Rauten schneiden. Zwischenzeitlich aus 1 EL Wasser und Extrakt die Wildkraftbrühe kochen. Auf vorgewärmte Teller geben und die Schöberl vorsichtig auf die heiße Brühe setzen.

■

Gefüllte Zucchini auf Tomatenragout

1 Zucchini waschen, halbieren und in schräge, breite Stücke schneiden, mit Pariser Messer in der Mitte jeweils eine Vertiefung ausheben. Das ausgehobene Zucchinifleisch fein hacken und mit je 50 g Karotten- und Selleriewürfeln in 2 EL Olivenöl kurz anbraten. 50 g Haselnüsse darunter geben, mit Salz und Pfeffer würzen und die Masse in die Zucchinihälften füllen. Auf ein Backblech setzen und im vorgeheizten Backofen bei ca. 180 Grad schmoren.

Für das Tomatenragout:
3 Tomaten abziehen, entkernen, würfeln und mit einer halben feingehackten Zwiebel in 2 EL Olivenöl andünsten. Mit Salz, Pfeffer, Knoblauchpulver, Basilikum und Oregano würzen, mit 100 ml Gemüsebrühe angießen.

■

Seeteufelfilet nach Stroganoff-Art
und Safranreis

1/2 Zwiebel fein hacken, 1 Tomate abziehen, entkernen, würfeln. Je 100 g Fenchel und Lauch, 50 g Essiggurke in Streifen schneiden. 100 g frische Champignons putzen, in Scheiben schneiden. 130 g Seeteufel in etwas größere Streifen schneiden. Für die Sauce: 1/2 Zwiebel fein hacken und in 2 EL Maiskeimöl andünsten und mit 50 ml Bratensaft angießen. 1 TL Meerrettich und 1 TL Senf in die Sauce einrühren und mit Salz und Pfeffer würzen. Den Fisch in der Teflonpfanne mit 2 EL Olivenöl ca. 4 Min. von jeder Seite anbraten und in die Sauce geben. Gleichzeitig das Gemüse in der Pfanne mit 1 EL Maiskeimöl anschwitzen und zuletzt als Garnitur über den Fisch geben. 1 EL saure Sahne darauf geben und mit 1 TL frischer gehackter, Petersilie bestreuen. 100 g Reis in 1 l Salzwasser kochen und in 1 EL Maiskeimöl anschwitzen, Safran dazugeben, bis sich der Reis gelb verfärbt. Fisch mit Gemüsegarnitur im Reisrand servieren.

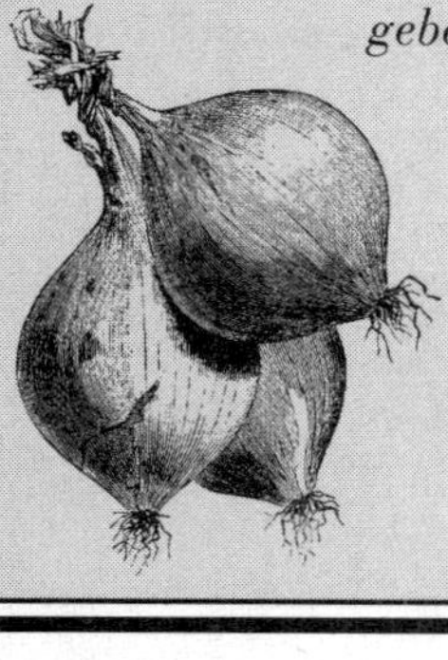

■

Orangensalat

2 Orangen filetieren. 1 TL Zucker in einen Topf geben und blond karamelisieren, mit 100 ml Orangensaft ablöschen und die Orangenfilets einlegen. Gleich kalt stellen, in Schälchen servieren und mit gehackten Pistazien als Dekoration bestreuen.

Abendessen:

■

Gurkencremesuppe
mit Dill

1 Gurke schälen, ggf. entkernen und in Würfel schneiden. Mit 1/2 Zwiebel (gewürfelt) in 1 EL Maiskeimöl andünsten. Mit 1 EL Mehl abstäuben und mit 400 ml Wasser ablöschen. Mit Salz und Pfeffer würzen. Mit 1 EL Schmand aufmixen, in Suppentassen anrichten und mit frisch gehacktem Dill bestreuen.

■

Matjestatar
mit Brot und Butter

2 frische Matjesfilets in kleine Würfel schneiden. 1/2 Essiggurke, 50 g Apfel, 1/2 Zwiebel und 50 g gekochte Rote Bete (aus dem Glas) in Würfel schneiden und unter die Matjes geben. Mit Salz, Pfeffer, einer Prise Zucker und ein wenig Zitronensaft abschmecken. Auf Teller anrichten und mit Salat und ggf. einigen Paprikastreifen garnieren. 2 Scheiben Vollkornbrot und 10 g Halbfettbutter dazu servieren.

■

Honigquark
auf Himbeersauce

200 g Magermilchquark mit etwas Honig verrühren. 50 g frische oder gut abgetropfte TK-Himbeeren pürieren und 10 g Puderzucker zur Bindung einrühren. Sauce als Spiegel auf Teller geben, den Quark mit Spritzbeutel in kleinen Kugeln darauf setzen und mit beliebigen Früchten verzieren.

6. TAG

MITTAGESSEN:

■

Bunter Salatteller
mit gerösteten Sesamkörnern

100 g Feldsalat, 1/3 Friseesalat und 1 Lollo Rosso putzen und waschen. Für das Dressing: Salz, Pfeffer, 2 EL Obstessig, 1 EL Olivenöl, 1 EL Wasser und eine Prise Zucker gut mischen. 50 g Sesamkörner in einer Teflonpfanne trocken anrösten und über den Salat streuen. Als Garnitur 50 g frische rote Paprikastreifen auf den Salat legen.

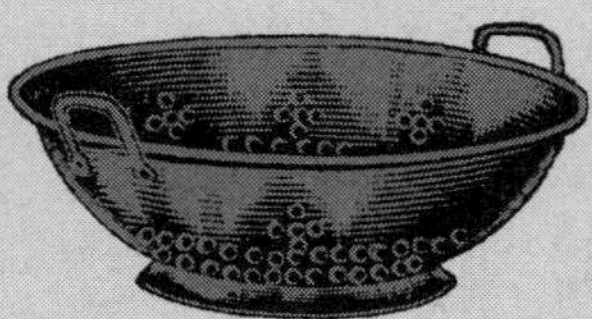

■

Spinatcremesuppe

200 g Blattspinat (ggf. TK-Ware) in 2 EL Olivenöl mit einer halben feingewiegten Zwiebel andünsten. Mit 1 EL Mehl stäuben und mit 400 ml Gemüsebrühe aufgießen, 10 Min. köcheln lassen. 1 EL Schmand hinzugeben und die Suppe mit dem Mixstab pürieren. Mit Salz, Pfeffer und etwas Muskat würzen.

■

Linseneintopf mit Mehlklößchen

1/2 Zwiebel fein würfeln und mit 100 g eingeweichte Linsen in 2 EL Maiskeimöl andünsten. Mit 400 ml Gemüsebrühe angießen und nach und nach je 50 g Karotten-, Selleriewürfel und Lauchringe hinzufügen. Mit Salz, Pfeffer und Muskat abschmecken. Für die Mehlklöße: 5 EL Mehl, 2 EL Wasser, 2 EL Milch, 1 Ei, 1 Prise Salz und etwas Backpulver zu einem Teig verarbeiten, mit einem Kaffeelöffel Klöße ausstechen und in kochendes Salzwasser geben. 1 Paar Wiener Würstchen in Scheiben schneiden, in die Linsensuppe geben und nochmals aufkochen lassen. Nach Belieben einen Schuß Essig zugeben und in einem Suppenteller anrichten. Die Mehlklöße auf die Linsen setzen und mit etwas frisch gehackter Petersilie bestreuen.

■

Weintrauben in Gelee
mit Mandelmilch

Für das Gelee: 2 Blatt eingeweichte Gelatine in heißem Wasser auflösen und in 200 ml angewärmten Apfelsaft geben. Gelee kalt rühren und in einen Suppenteller mit jeweils einer Tasse roten und grünen halbierten Weintrauben geben. Für die Mandelmilch: 50 g Mandelblättchen goldgelb anrösten mit 100 ml Milch ablöschen. Etwas Honig und 1/2 Vanillestange zugeben und köcheln lassen. Aufmixen und erkalten lassen. Die Mandelmilch über die Trauben in Gelee geben.

ABENDESSEN:

■

Rinderbrühe
mit Erbsen und Reis

200 ml Rinderbrühe aufkochen, mit Salz und Muskat abschmecken. 20 g Vollkornreis kochen, abtropfen lassen. 20 g gekochte TK-Erbsen abtauen, kurz durch kochendes Wasser ziehen. Erbsen und Reis in vorgewärmte Suppentassen verteilen, die Rinderbrühe darüber gießen und mit frisch gehackter Petersilie bestreuen.

■

Rehmedaillons im Mandelröckchen
auf Pilzcremesauce mit Gemüse

130 g Rehmedaillons in Mehl wenden, durch 1 Eiweiß ziehen und in 50 g gehobelten Mandeln wenden. Unter leichter Hitze in der Pfanne in 2 EL Maiskeimöl braten. Für die Pilzcremesauce: 1/2 Zwiebel fein würfeln, je 100 g Austernpilze und Champignons putzen, in

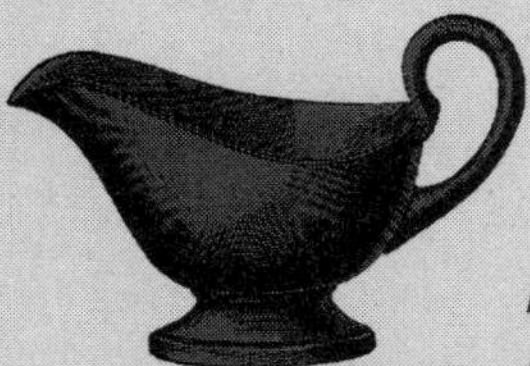

dünne Streifen schneiden und in 2 EL Olivenöl andünsten. Mit 100 ml Sahne ablöschen, 10 Min. auf kleiner Flamme köcheln lassen. Anschließend mit dem Mixstab pürieren. Mit Salz, Pfeffer und etwas Muskat abschmecken.

Für das Zucchini-Tomatengemüse: 1 Tomate abziehen, entkernen und in größere Würfel schneiden. 100 g Zucchini in größere Würfel schneiden mit 1/2 gewürfelten Zwiebel in 2 EL Olivenöl andünsten. Gewürfelte Tomate zugeben. Nochmals 8 Min. köcheln. Mit Salz, Pfeffer und Basilikum abschmecken.

■

Dunstbirne
auf Brombeersauce

1 Birne schälen, halbieren und Kerngehäuse entfernen, in 200 ml Wasser mit etwas Zucker und 1 Zimtstange etwa 10 Min. bei kleiner Hitze dünsten. Erkalten lassen und in Fächer schneiden. 100 g TK-Brombeeren gut abtropfen, trockentupfen, pürieren und mit 30–50 g Puderzucker binden. Sauce als Spiegel auf Teller geben und die Birnenfächer vorsichtig darauf setzen.

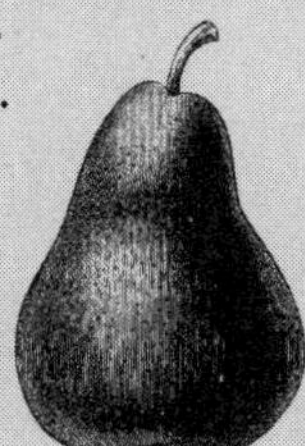

7. Tag

Mittagessen:

■

Artischockenböden
mit Tomate und Sprossen gefüllt

4 Artischockenböden (können auch aus der Dose sein) anwärmen. 50 g beliebige Sprossen in 2 EL Olivenöl in der Pfanne anbraten. Mit Salz, Pfeffer und etwas Zitronensaft würzen. Eine Tomate abziehen, entkernen und fein würfeln. In die Pfanne geben, vorsichtig unterrühren und nur kurz mit erhitzen. Die warme Mischung in die angewärmten Artischockenböden geben. Mit frischen Blattsalaten garnieren.

■

Tomatensuppe
mit frischem Basilikum

3 Tomaten abhäuten, entkernen, in Würfeln schneiden. 1/2 Zwiebel fein hacken. Je 50 g Lauch, Karotten und Sellerie putzen, in feine Würfelchen schneiden. Mit der Zwiebel in 2 EL Maiskeimöl anschwitzen. 400 ml Gemüsebrühe angießen und 10 Min. köcheln lassen. Mit Knoblauch, Salz, Pfeffer und etwas Zucker abschmecken. Mit dem Mixstab pürieren, in Suppentassen geben und mit frisch geschnittenem Basilikum bestreuen.

■

Rinderfiletschnitte mit Apfel-Meerrettich

Rinderfilet in Tournedos schneiden (2 Stück = 65 g) und kurz von beiden Seiten anbraten. Je 50 g Sellerie, Lauch und Karotten putzen, in Streifen schneiden und mit dem Rinderfilet in 400 ml Gemüsebrühe gar ziehen lassen. Nicht mehr kochen! Das Filet soll noch einen kleinen rosa Punkt haben!

Für die Apfel-Meerrettich-Sauce:

1/2 Zwiebel würfeln und in 2 EL Olivenöl anschwitzen. Mit 10 g Mehl leicht bestäuben und mit 200 ml Milch angießen, leicht köcheln lassen. Mit 50 g Meerrettich, Salz und etwas Pfeffer würzen. Einen frischen, geschälten Apfel hineinreiben und das Ganze aufmixen. Pro Person eine Pellkartoffel dazu kochen!

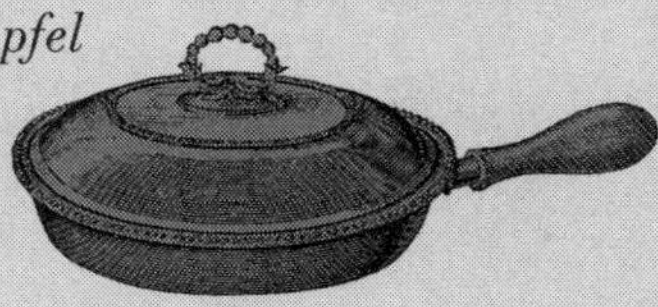

■

Bananenquark mit Himbeersauce

200 g Quark mit 1/2 TL Zitronensaft, 1 TL Honig und 1 pürierte Banane verrühren. In Dessertschalen füllen und 100 ml Himbeersauce darübergeben *(siehe 5. Tag: Abendessen – Himbeersauce).*

Abendessen:

■

Blattsalat in Joghurtdressing

1 Kopfsalat, 100 g Feldsalat und 1 Radicchio putzen und waschen. 100 g Joghurt mit Salz, Pfeffer, Zucker und etwas Zitronensaft abschmecken. Salat auf Teller anrichten, mit Dressing übergießen und mit frisch gehackter Petersilie bestreuen.

■

Zwetschgenknödel
mit Mohnbutter

Aus 500 g geschälten, gekochten Kartoffeln, etwas Salz, 1 Ei und 200 g Kartoffelmehl einen Kloßteig herstellen. Die Klöße formen und jeweils eine Zwetschge hineindrücken. In Salzwasser kochen, auf Teller geben und mit Mohnbutter übergießen. Für die Mohnbutter: 50 g Mohn und 20 g Zucker in 50 g Halbfettbutter kurz anschwitzen.

■

Frisches Obst

2 Teile Obst, z. B. 1 Orange und ein Drittel Stück frische Ananas.

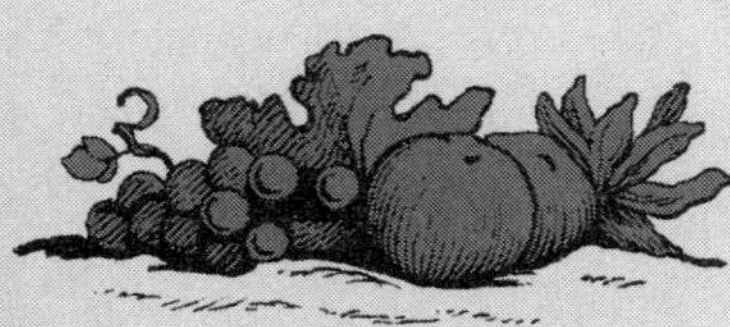

Literatur- und Quellennachweis:

Journal des Demoiselles, Nachdruck zur Ausstellung „Ihr schönster Tag", Brautkleider 1797-1997, Modemuseum im Münchner Stadtmuseum, München 1997

Chenille, Vincent: La Mode dans la Coiffure des Francais „La norme et le mouvement" 1837-1987, Paris 1996

Saurbier, Bruno: Geschichte der Leibesübungen, Frankfurt/Main 1955

Spieß, Adolf: Kleine Schriften über Turnen, Hof 1877

Hamann, Brigitte: Kaiserin wider Willen, Wien 1997

Hamann, Brigitte: Die Habsburger. Ein biographisches Lexikon, Wien 1988

Herre, Franz: Kaiser Franz Joseph von Österreich. Sein Leben – seine Zeit, Köln 1978

Jedding-Gesterling, Maria, und Georg Brutschler (Hrsg.): Die Frisur. Eine Kulturgeschichte der Haarmode von der Antike bis zur Gegenwart, München 1988

Loschek, Ingrid: Reclams Mode- und Kostümlexikon, Stuttgart 1994

Praschl-Bichler, Gabriele: Kaiserin Elisabeth. Mythos und Wahrheit. Mit Kommentaren von Gerti Senger und Walter Hoffmann, Wien 1996

Schachinger, Beate: Sisi. Wien 1994

Merkle, Ludwig: Sissi. Die schöne Kaiserin, München 1996

Adalbert, Prinz von Bayern: Die Wittelsbacher, München 1979

Bildnachweis:

Archiv für Kunst und Geschichte, Berlin: 8, 15, 29, 37, 44, 48, 51, 52, 54, 59, 67, 77, 79, 87, 151, 167, 170, 187

Harald Braun, Possenhofen: 13

Kunsthistorisches Museum Wien: 55, 75

Museen der Stadt Wien: 153

Schloß Schönbrunn, Kultur- und Betriebsges. m. b. H.: 149, 150

Dr. Herbert Sapinsky, Innsbruck: 135, 162

Mit Dank für die freundliche Unterstützung:

Die Übersetzungen der von Dr. Sapinsky zur Verfügung gestellten Originalrezepte der Kaiserin erfolgte durch die Apotheke
Mag. Kern, A-2700 Wr. Neustadt

Die Turnübungen nach dem Vorbild der Kaiserin entwickelte Gabriele Maisenbacher, Sportlehrerin, Weilheim.

Die Zeichnungen für die Turnübungen entwarf Helga Elena Staroske, Grafikerin, München.

Die Anleitungen für Sisis Haarfrisuren wurden von Elke Lutter, Friseuse, Weilheim, entwickelt.

Register